Bhuvan Nagpal
Archana Srinivasyaiah
Anupam Nagpal

Estrutura do osso

Bhuvan Nagpal
Archana Srinivasyaiah
Anupam Nagpal

Estrutura do osso

Inclui anatomia, histologia, fisiologia e mineralização do osso com os seus aspectos aplicados

ScienciaScripts

Imprint

Cover image: www.ingimage.com

This book is a translation from the original published under ISBN 978-3-659-85524-5.

Publisher:
Sciencia Scripts
is a trademark of
Dodo Books Indian Ocean Ltd. and OmniScriptum S.R.L publishing group

120 High Road, East Finchley, London, N2 9ED, United Kingdom
Str. Armeneasca 28/1, office 1, Chisinau MD-2012, Republic of Moldova, Europe
Managing Directors: Ieva Konstantinova, Victoria Ursu
info@omniscriptum.com

Printed at: see last page
ISBN: 978-620-8-58720-8

Índice:

ESTRUTURA DO OSSO

BY

Dr. Bhuvan Nagpal
B.D.S. (Hons.), M.D.S. (Patologia Oral)
(Medalhista de Ouro)
Patologista Oral e Maxilofacial
Consultor Ex. Residente de pós-graduação,
Departamento de Patologia Oral e Microbiologia,
Faculdade de Medicina Dentária e Hospital JSS
, Universidade JSS,
Mysuru, Karnataka, Índia

Dr. Archana S.
B.D.S., M.D.S. (Patologia Oral)
Patologista Oral e Maxilofacial
Consultor Ex. Residente de pós-graduação,
Departamento de Patologia Oral e Microbiologia,
Faculdade e Hospital Dentário JSS
, Universidade JSS,
Mysuru, Karnataka, Índia

Dr. Anupam Nagpal
B.D.S. (Hons.)
(Medalhista de ouro)
Cirurgião doméstico
Faculdade de Medicina Dentária e Centro de Investigação
Teerthanker Mahaveer
, Universidade Teerthanker Mahaveer,
Moradabad, Uttar Pradesh, Índia

INTRODUÇÃO

O esqueleto humano é bilateralmente simétrico, com o padrão típico dos vertebrados de um eixo, dividido em segmentos para flexibilidade, e de dois pares de membros, peitoral e pélvico, também divididos em partes articuladas para locomoção, preensão, etc. O crânio é a extremidade craniana expandida e modificada do eixo. Os ossos sesamóides osteocartiliginosos desenvolvem-se em alguns tendões e ligamentos. O sistema esquelético é composto por 206 ossos que variam em tamanho e forma. Os ossos estão interligados por uma variedade de articulações que permitem uma ampla gama de movimentos, mantendo a estabilidade[1,2]

O esqueleto humano é interno aos músculos com os quais evoluiu, denominado "endosqueleto", que tem um papel protetor, exceto na abóbada do crânio e na medula espinal. A maxila, a mandíbula, a clavícula e a dentina dos dentes são derivados dérmicos, todos eles vestígios de conjuntos mais extensos de ossos dérmicos, a partir dos quais foram modificados para formar um "exoesquelcto" humano.[1,2]

Nos mamíferos, onde o crescimento do esqueleto é tipicamente limitado a um período precoce da vida, existem geralmente duas dentições, a primeira decídua e a outra permanente, a condição é conhecida como difiodontia. A evolução dos mamíferos esteve associada ao crescimento póstero-superior do osso dentário, à reorganização dos músculos maxilares para mover a mandíbula transversalmente e à mudança na forma dos dentes. Os dentes são seletivamente fossilizados e preservados, pelo que constituem o melhor registo evolutivo. Eles são excelentes modelos para estudar a

A durabilidade dos dentes ao fogo e à decomposição bacteriana torna-os invulneráveis na identificação de corpos irreconhecíveis, um ponto de grande importância forense.[1,2,3]

O osso é um tecido conjuntivo mineralizado especializado constituído por uma matriz orgânica de fibrilhas de colagénio embebidas numa substância amorfa com cristais minerais precipitados na matriz. É um tecido conjuntivo mineralizado altamente vascular, vivo e em constante mudança, com uma arquitetura hierárquica complicada. É notável pela sua dureza, resiliência, propriedade regenerativa, bem como pelos seus mecanismos de crescimento caraterísticos. Morfologicamente, o tecido ósseo parece estar sob o controlo das células ósseas. As suas superfícies são envolvidas por osteoblastos e osteoclastos activos e em repouso, e é permeado por um sistema canalicular interligado no qual se encontram osteócitos. Estas células controlam a composição dos fluidos extracelulares da matriz óssea mineralizada dentro de limites muito estreitos e, ao mesmo tempo, podem remover e substituir o tecido mineralizado para satisfazer as necessidades anatómicas de um esqueleto maduro.[1,2,3]

Ao longo da vida, os ossos mudam de tamanho, forma e posição. Dois processos guiam estas alterações - modelação e remodelação. Quando um osso é formado num local e decomposto num local diferente, a sua forma e posição são alteradas. A isto chama-se modelação. Este processo permite que os ossos individuais cresçam em tamanho e se desloquem no espaço. A remodelação repara os danos no esqueleto que podem resultar de stress repetido, substituindo pequenas fissuras ou deformidades em áreas de danos celulares. A remodelação também evita a acumulação de demasiado osso velho, que pode perder a sua resistência e tornar-se frágil. A remodelação é também importante para a função do esqueleto como banco de cálcio e fósforo.[4]

A saúde dos ossos é extremamente importante para a saúde geral e para a qualidade de vida de um indivíduo. Os ossos servem de armazém para minerais que são vitais para o funcionamento de muitos outros sistemas de manutenção da vida no corpo. Tanto os genes como o ambiente contribuem para a saúde dos ossos. Os factores externos, como a dieta e a atividade física, são extremamente importantes para a saúde óssea ao longo da vida e podem ser modificados. A carga mecânica do esqueleto é essencial para a manutenção da massa e da arquitetura ósseas normais. Para além disso, o esqueleto necessita de determinados elementos nutricionais para construir tecido.[4]

O crescimento do esqueleto, a sua resposta às forças mecânicas e o seu papel de armazém de minerais dependem do bom funcionamento de um certo número de hormonas sistémicas ou circulantes produzidas fora do esqueleto e que trabalham em conjunto com factores reguladores locais. Por exemplo, a hormona reguladora do cálcio (paratiroide, calcitonina, calcitriol), as hormonas sexuais (estrogénio, testosterona), a hormona do crescimento, a hormona da tiroide, o cortisol. Este sistema complexo de hormonas reguladoras responde a alterações do cálcio e do fósforo no sangue, actuando não só no osso mas também noutros tecidos, como o intestino e o rim.[4]

As anomalias genéticas podem produzir ossos fracos e finos ou ossos demasiado densos, por exemplo, osteogénese imperfeita e osteoporose. As deficiências nutricionais, particularmente de vitamina D, cálcio e fósforo, podem resultar na formação de ossos fracos e pouco mineralizados, por exemplo, deficiência de vitamina D. Muitas perturbações hormonais podem também afetar o esqueleto. As glândulas paratiróides hiperactivas ou o hiperparatiroidismo podem provocar uma degradação excessiva dos ossos e aumentar o risco de fracturas. Em casos graves, surgem grandes buracos ou lesões quísticas no osso, o que o torna particularmente frágil. Uma deficiência do sistema hormona de crescimento/IGF-1 pode inibir o crescimento, conduzindo a uma baixa estatura. Muitas doenças ósseas são locais, afectando apenas uma pequena região do esqueleto [4]

A inflamação pode levar à perda óssea, provavelmente através da produção de factores de reabsorção local pelos glóbulos brancos inflamatórios. As infecções bacterianas, como a inflamação grave das gengivas ou a doença periodontal, podem provocar a perda de osso à volta dos dentes, e a osteomielite pode provocar uma perda de osso no local da infeção. Este tipo de perda óssea deve-se ao efeito prejudicial direto dos produtos bacterianos, bem como à produção de factores de reabsorção pelos glóbulos brancos.

Assim, os ossos têm fascinado os seres humanos desde o início dos tempos. Muito do que se sabe sobre a evolução dos vertebrados baseia-se na recuperação de ossos e dentes do solo. No último quarto de século, registaram-se progressos notáveis na nossa compreensão da biologia celular, molecular e genética dos tecidos esqueléticos. Este facto conduziu a novas abordagens de diagnóstico, prevenção e tratamento.[1,2,4]

Capítulo 1

CLASSIFICAÇÃO:[1,5.,6]

1) Com base na localização, os ossos podem ser classificados da seguinte forma:
   - Esqueleto axial - Ossos do crânio, coluna vertebral, esterno e costelas
   - Esqueleto apendicular - Ossos do peitoral, da cintura pélvica e dos membros
   - Osso acral - Parte do esqueleto apendicular, incluindo os ossos das mãos e dos pés

2) Com base na forma, os ossos podem ser classificados da seguinte forma:
   - Ossos chatos - Ossos do crânio, esterno, pélvis e costelas

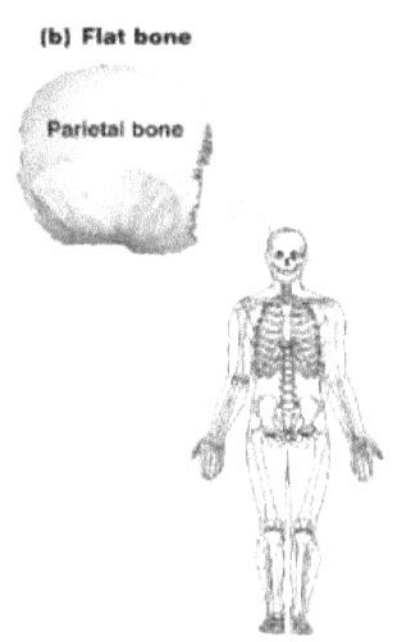

- Osso tubular - Osso tubular longo, incluindo ossos dos membros; osso tubular curto, incluindo ossos das mãos e dos pés, como falanges, metacarpos e metatarsos
- Ossos irregulares - Ossos da face e da coluna vertebral

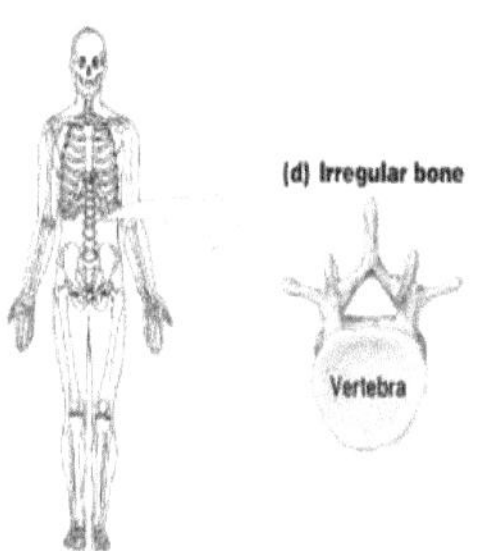

- Osso sesamoide - Ossos que se desenvolvem em tendões específicos, o maior exemplo dos quais é a rótula

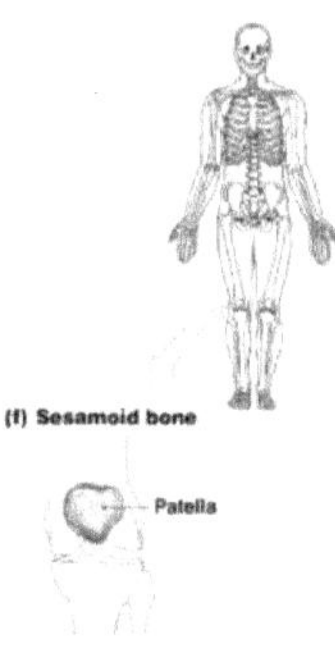

• Osso acessório ou osso supranumerário - Ossos extra que se desenvolvem em centros de ossificação adicionais

3) Com base no tamanho, os ossos podem ser classificados da seguinte forma:

- Osso longo - De forma tubular com uma haste oca e duas extremidades, incluindo os ossos dos membros

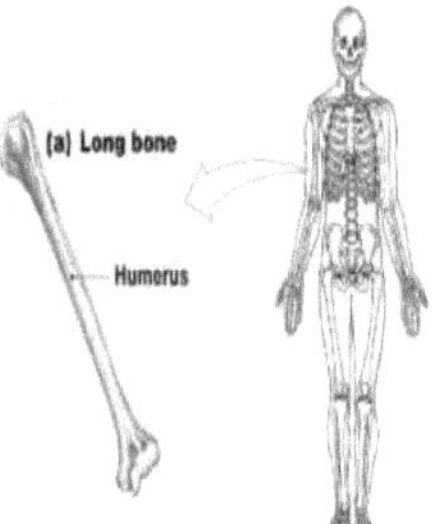

- Osso curto - Forma cuboidal, localizado apenas no pé (ossos do tarso) e no pulso (ossos do carpo)

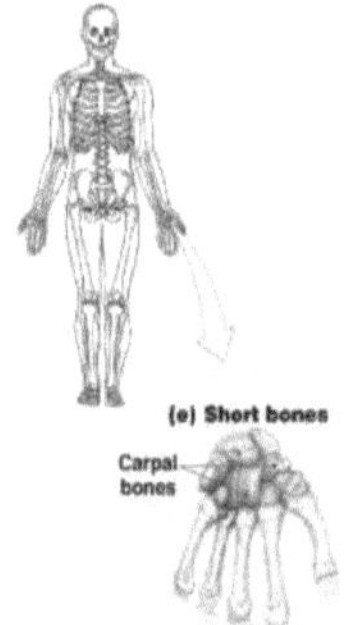

4) Com base na textura das secções transversais, o tecido ósseo pode ser classificado da seguinte forma

- Osso compacto (osso denso, osso cortical): O osso compacto é semelhante ao marfim e tem uma textura densa sem cavidades. É o invólucro de muitos ossos, envolvendo o osso trabecular no centro. É constituído principalmente por sistemas Haversianos ou osteões secundários

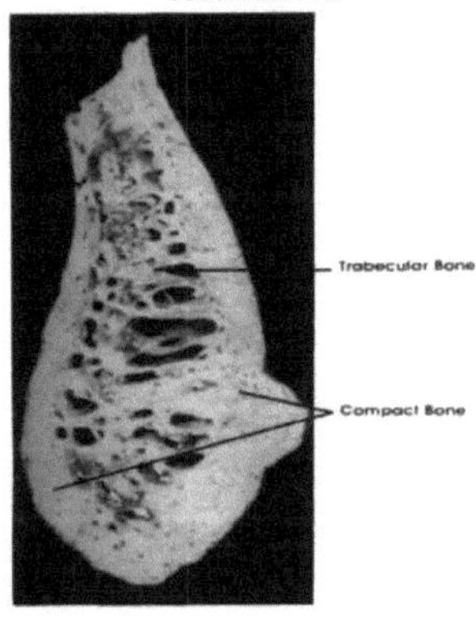

• Osso esponjoso (osso trabecular, osso esponjoso): O osso esponjoso é semelhante a uma esponja com numerosas cavidades e está localizado dentro da cavidade medular. É constituído por trabéculas ósseas extensamente ligadas, orientadas ao longo das linhas de tensão.

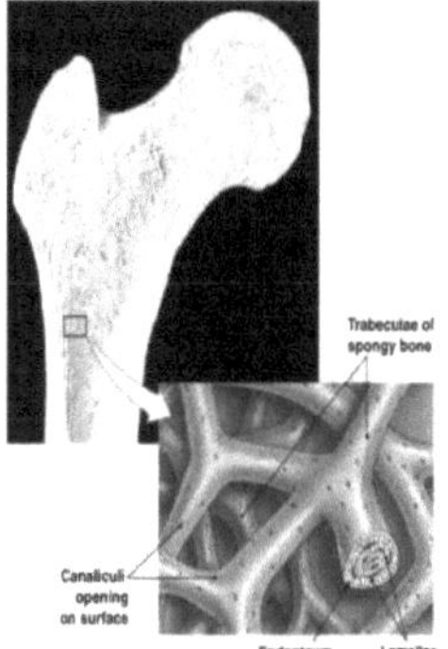

5) Com base na disposição da matriz, o tecido ósseo pode ser classificado da seguinte forma:

- Osso lamelar (tecido ósseo secundário/osso feixe): O osso lamelar está maduro osso com fibras de colagénio dispostas em lamelas. No osso esponjoso, as lamelas estão dispostas paralelamente umas às outras, enquanto no osso compacto estão organizadas concentricamente em torno de um canal vascular, denominado canal de Haversian.

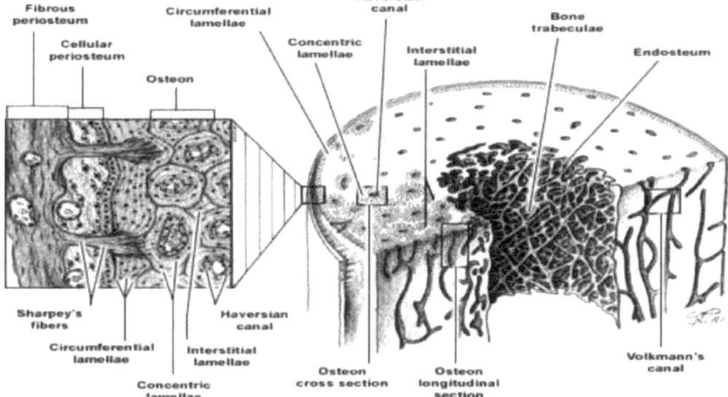

- Osso tecido (tecido ósseo primário): O osso tecido é um osso imaturo com fibras de colagénio dispostas em matrizes aleatórias irregulares, contendo menores quantidades de substância mineral e uma maior proporção de osteócitos do que o osso lamelar. O osso tecido é temporário e acaba por ser convertido em osso lamelar. O osso trançado é um tecido patológico em adultos, exceto em alguns locais, como áreas próximas de suturas dos ossos planos do crânio, cavidades dentárias e o local de inserção de alguns tendões

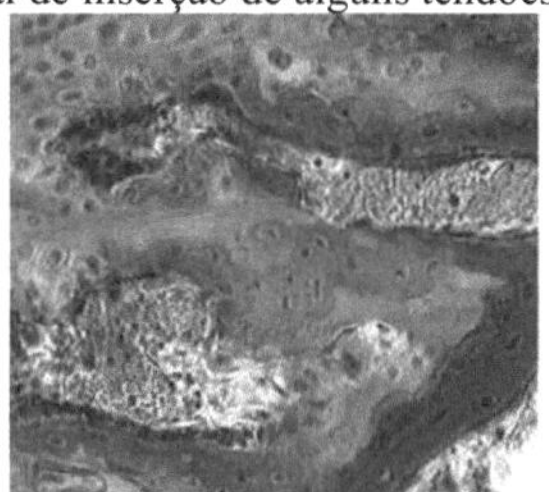

- Osso composto: Formado pela deposição de osso lamelar numa estrutura óssea tecida -

compactação esponjosa. É o tecido ósseo predominante para estabilização durante as fases iniciais de retenção ou cicatrização pós-operatória.

6) Com base na maturidade, o tecido ósseo pode ser classificado da seguinte forma:
   - Osso imaturo (tecido ósseo primário): O osso imaturo é um osso tecido.
   - Osso maduro (tecido ósseo secundário): O osso maduro é carateristicamente um osso lamelar. Quase todos os ossos dos adultos são ossos lamelares.

7) Com base na origem do desenvolvimento, os ossos podem ser classificados da seguinte forma:
   - Osso intramembranoso (osso mesenquimal): O osso intramembranoso desenvolve-se a partir da transformação direta do mesênquima condensado. Os ossos planos são formados desta forma.
   - Osso intracartilaginoso (osso de cartilagem, osso endocondral): O osso intracartilaginoso forma-se através da substituição de um modelo de cartilagem reformada. Os ossos longos são formados desta forma.

8) Ossos emparelhados e não emparelhados

Ossos cranianos emparelhados:
- Parietais - os dois ossos parietais têm, cada um, uma linha temporal superior e inferior, à qual está ligado o músculo temporal.
- Temporais - os dois ossos temporais (perto das têmporas) têm cada um duas porções principais, a porção escamosa (plana) e a porção petrosa.

Ossos cranianos não emparelhados:
- Frontal - grosso modo, a testa e a parte superior da órbita ocular.
- Occipital - a base plana e côncava que assenta sobre as primeiras vértebras. O osso occipital tem um orifício, o Foramen Magnum , através do qual os vasos sanguíneos e os nervos da coluna vertebral se ligam à base do cérebro.
- Esfenoide - difícil de descrever; alado, com muitas fissuras e saliências. Conduz aproximadamente dos seios nasais aos olhos.
- Etmoide - também difícil de descrever; não pode ser visto de todos os ângulos do crânio. Tal como o esfenoide, está localizado no plano sagital médio e ajuda a ligar o esqueleto craniano ao esqueleto facial. É constituído por várias placas e projecções emparelhadas. A projeção mais superior é a Crista Galli (ou "pente de galo", devido à sua aparência), que ajuda a dividir os lobos frontais esquerdo e direito do cérebro.

Ossos faciais emparelhados:
- Lacrimais - estes dois são os mais pequenos e frágeis dos ossos faciais, formando a frente da parede lateral da órbita de cada olho. São basicamente rectangulares, com duas superfícies e quatro bordos. Cada um dos quatro bordos articula-se com os ossos que os rodeiam.
- Nasais - dois pequenos ossos rectangulares que formam a ponte do nariz acima da cavidade nasal
- Zigomática - as maçãs do rosto, que vão desde a maxila até à parede da órbita ocular.
- Maxila - os pares de ossos do maxilar superior. São quase ocos, cada um com uma grande cavidade chamada seio maxilar.
- Palatinos - em forma de asa. Ajudam a formar a parte posterior do palato duro e parte da cavidade nasal.
- Conchas Nasais Inferiores - pequenas e complicadas. Estas conchas são finas, porosas e frágeis. São alongadas e enroladas sobre si mesmas. Estão dispostas horizontalmente e fixadas à parede lateral da cavidade nasal. Aumentam a área de superfície dentro da cavidade e aumentam a quantidade de membrana mucosa e terminações nervosas olfactivas expostas ao ar.

Ossos faciais não emparelhados:
- Vómer - forma o septo nasal, criando as passagens nasais esquerda e direita. É a parte do nariz que mais frequentemente se parte.
- Mandíbula - o maxilar inferior. A designação anatómica formal da sua extremidade (o queixo) é a protuberância mental.

- Hioide - o pequeno osso em forma de U na parte da frente da garganta, debaixo da mandíbula mas acima da laringe. (o "pomo de Adão").

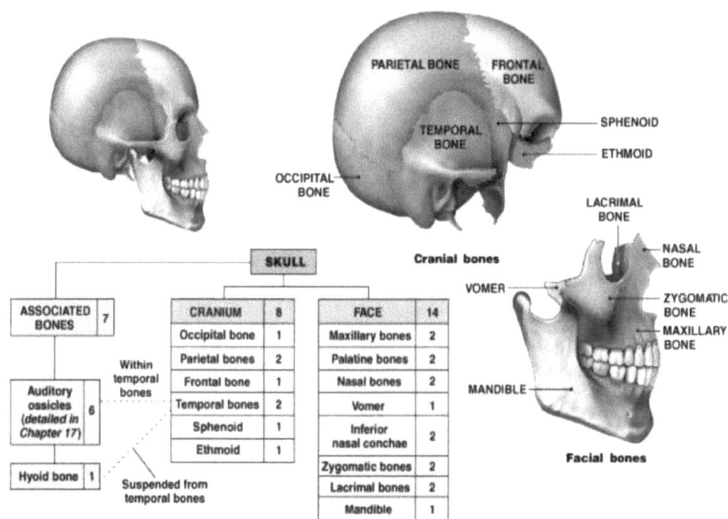

PROPRIEDADES MECÂNICAS DO OSSO[1,5]

IDADE (em anos)							
Imóveis	10-20 (anos)	20-30 (anos)	30-40 (anos)	40-50 (anos)	50-60 (anos)	60-70 (anos)	70-80 (anos)
resistência máxima (MPa)							
Tensão	114	123	120	112	93	86	86
Compressão	-	167	167	161	155	145	-
Dobragem	151	173	173	162	154	139	139
Torção	-	57	57	52	52	49	49
RESISTÊNCIA FINAL (%)							
Tensão	1.5	1.4	1.4	1.3	1.3	1.3	1.3
Compressão	-	1.9	1.8	1.8	1.8	1.8	-
Torção	-	2.8	2.8	2.5	2.5	2.7	2.7

Composição do osso[7,8,9]

O osso é um tecido conjuntivo mineralizado especializado, sendo cerca de 60% do seu peso húmido constituído por material inorgânico, cerca de 25% por material orgânico e cerca de 15% por água. Em volume, cerca de 36% é inorgânico, 36% é orgânico e 28% é água. A associação de substâncias orgânicas e inorgânicas confere ao osso a sua dureza e resistência.

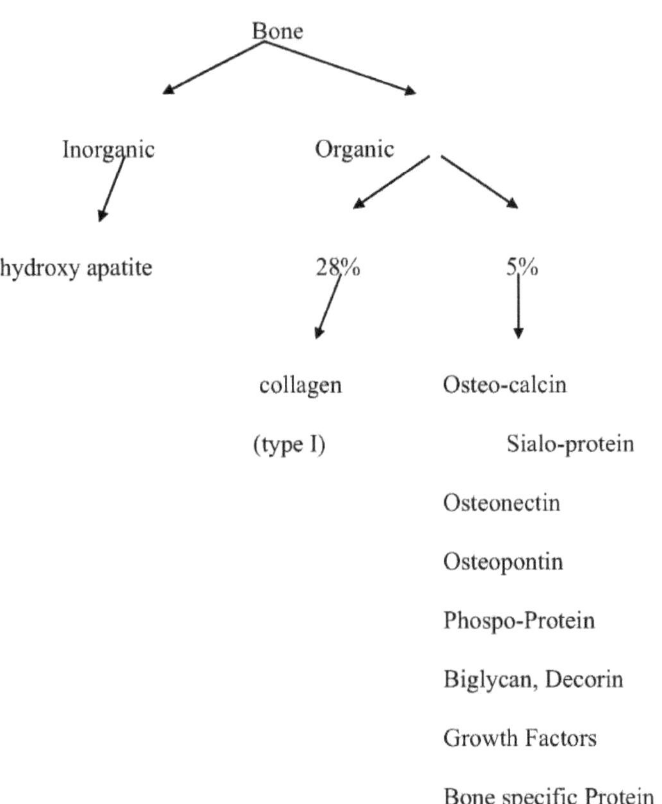

Matriz Orgânica

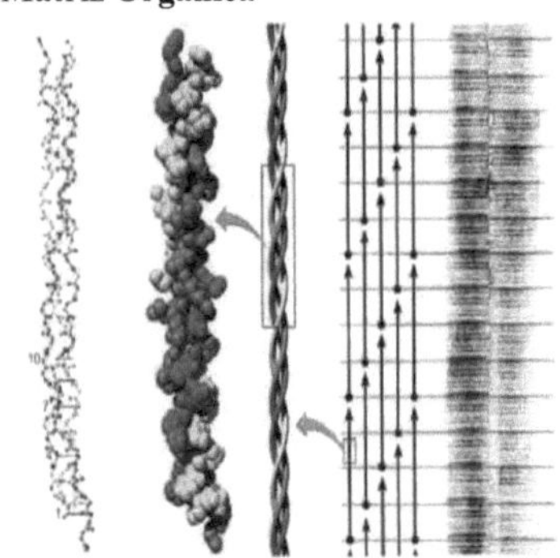

O colagénio é definido como uma molécula composta por três cadeias polipeptídicas denominadas cadeias a, que se associam numa molécula de hélice tripla. O osso é constituído predominantemente por colagénio de tipo I com vestígios de colagénio de tipo III, V e XI. O colagénio de tipo I, que representa cerca de 90% da matriz óssea, é uma molécula complexa que consiste num heterotrímero de duas cadeias polipeptídicas pro - a1(I) e pro - a2(I). Estas cadeias peptídicas são estruturalmente semelhantes, mas geneticamente distintas. O procolagénio de tipo I é caracterizado pelo tripleto repetido, Gly - x - y, em que a glicina é frequentemente seguida por uma prolina e uma hidroxiprolina. As modificações pós-tradução do colagénio de tipo I, específicas do osso, incluem a hidroxilação de alguns resíduos de prolina e lisina e a glicosilação de resíduos de hidroxilisil para formar resíduos de galactosil - hidroxilisil. O colagénio intersticial é composto por estas moléculas em forma de bastão que se associam extremidade a extremidade e lateralmente num quarto de fila para formar fibrilhas.

As micrografias electrónicas de transmissão de fibrilas de colagénio mineralizadas individuais mostram que os cristais de hidroxiapatite estão localizados principalmente no interior das fibrilas ao nível das regiões de lacuna. As fibras de colagénio são sintetizadas pelos osteoblastos, polimerizando o tropocolagénio extracelularmente e tornando-se progressivamente mais reticuladas à medida que amadurecem. A formação de ligações cruzadas de colagénio é atribuída à presença de dois aminoácidos contendo aldeído que reagem com outros aminoácidos no colagénio para gerar ligações cruzadas difuncionais, trifuncionais e tetrafuncionais. Um pré-requisito necessário para o desenvolvimento destas ligações cruzadas é que as moléculas de colagénio estejam reunidas no polímero fibroso que ocorre naturalmente. Uma vez cumprida esta condição, as ligações cruzadas ocorrem de forma espontânea e progressiva. As estruturas químicas das ligações cruzadas ditam que devem ocorrer alinhamentos intermoleculares muito precisos no polímero de colagénio. No osso primário, formam uma malha complexa entrelaçada (osso não lamelar ou tecido) que é mais tarde substituída por matrizes regulares de fibras de colagénio quase paralelas (osso lamelar). As fibras de colagénio do periósteo são incorporadas no osso cortical (fibras extrínsecas ou de Sharpey), fixando esta camada fibrocelular à sua superfície.

Proteínas não colagénicas

No total, 10% da fase orgânica é constituída por uma variedade de proteínas não colagénicas, incluindo proteoglicanos, glicoproteínas, proteínas com ácido y-carboxi-glutâmico e proteolípidos.

Proteoglicanos e glicoproteínas

Osteonectinas

Também conhecida como SPARC (secreted protein, acidic and rich in cysteine)Esta glicoproteína ácida é altamente enriquecida na matriz óssea e é sintetizada por osteoblastos, fibroblastos da pele, células do tendão e odontoblastos. A sua função é desconhecida. É altamente reticulada e liga-se fortemente ao colagénio de tipo I e à hidroxiapatite e pode ter uma função na organização das matrizes extracelulares mediada pelo cálcio.

Proteínas que contêm RGD (Arg - Gly - ASP) Fibronectina, Trombospondina, Osteopontina, Proteína Sialo Óssea, uma vez que contêm uma sequência de aminoácidos específica de ácido arginina-glicina-aspártico. A matriz óssea contém quatro proteínas que contêm a sequência de aminoácidos RGD (Arg - Gly - ASP) que se liga a receptores de superfície celular, mediando assim a ligação celular.

A fibronectina é produzida por células osteoblásticas e medeia a fixação e a disseminação das células ósseas.

A trombospondina, um produto endógeno, medeia apenas a adesão de células, mas não a disseminação.

A osteopontina é produzida por determinadas células ósseas e células mononucleares e medeia a fixação celular. É semelhante à sialoproteína óssea, que é expressa em células ósseas em diferenciação. A osteopontina liga-se ao recetor da integrina dos osteoclastos e leva à ativação da via da fosfolipase C nos osteoclastos e ao aumento do cálcio intracelular.

A sialoproteína óssea encontra-se apenas nos osteoblastos e osteócitos.

A outra proteína sialo óssea, a *glicoproteína ácida óssea (B A G)* é semelhante à B S P e à osteopontina. As suas funções não são claras e é mais provável que ajudem a aumentar a formação óssea. Estas proteínas de ligação celular no osso podem manter os osteoclastos ou outras células ósseas numa localização específica.

Ácido Y-carboxi-glutâmico (Gla) - contém proteínas.

A proteína Gla da matriz e a *osteocalcina* são duas proteínas que contêm um aminoácido modificado, o ácido y-carboxi-glutâmico (gla), gerado por enzimas dependentes da vitamina K. A osteocalcina aparece tardiamente no desenvolvimento ósseo. A osteocalcina é regulada pela 1,25 - di-hidroxi vitamina D3. A osteocalcina é produzida por osteoblastos e osteócitos e é utilizada como marcador da atividade dos osteoblastos em estados clínicos. Postula-se que poderia retardar a mineralização. Actua também como quimio-atração para os progenitores de osteoclastos, atraindo-os para as superfícies ósseas.

Proteoglicanos

São compostos por um núcleo central de proteína ao qual estão ligados glicosoaminoglicanos. A decorina e o biglicano constituem menos de 10% das proteínas não colagénicas do osso, mas esta percentagem diminui com a maturação do osso, tendo sido encontrado um terceiro pequeno proteoglicano (proteoglicano de sulfato de condroitina) inteiramente associado a cristais minerais. Pode ligar-se ao TGF-P e a macromoléculas da matriz extracelular, incluindo o colagénio, regulando assim a fibrilogénese. A decorina liga-se principalmente na região das lacunas das fibrilas de colagénio e decora a superfície das fibrilas. A calcificação primária nos ossos ocorre na sequência da remoção da decorina e da fusão das fibrilas de colagénio. Os outros proteoglicanos são o biglicano, o versicano e as proteínas séricas.

A lisil oxidase e as proteínas da matriz ácida ricas em tirosina (TRAMP) são componentes da matriz desmineralizada do osso e da dentina. A lisil oxidase é uma enzima essencial para a ligação cruzada do colagénio. A TRAMP, também conhecida como dermatopontina, liga-se à decorina e ao TGF-P e, em conjunto, estas proteínas regulam a resposta celular ao TGF-P.

Outros componentes proteicos

Factores de crescimento

Encontram-se no osso muitos factores reguladores do crescimento que influenciam a proliferação e/ou diferenciação celular. Estes incluem o fator de crescimento transformador p - I, o TGF p - II, as proteínas morfogenéticas ósseas, o fator de crescimento derivado das plaquetas, os factores de crescimento dos fibroblastos e os factores de crescimento semelhantes à insulina.

As proteínas morfogenéticas ósseas são membros da família alargada do fator de crescimento transformador P (TGF - p) e são sintetizadas localmente pelas células ósseas. Ajudam na regulação da remodelação óssea normal.

Componente inorgânico

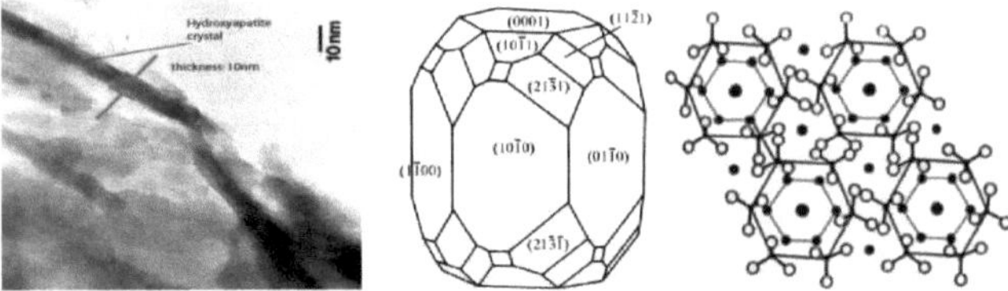

O componente inorgânico do osso é constituído por hidroxiapatite de cálcio, representada por Ca10(PO4)6(OH)2. A célula unitária da apatite tem a forma de um prisma rômbico, quando empilhados, estes prismas formam a estrutura de um cristal. Em torno de cada cristalito existe uma camada de água, designada por concha de hidratação, pelo que existem 3 superfícies num cristal de apatite - o interior do cristal, a superfície do cristal e a concha de hidratação, todas elas disponíveis para a troca de iões.

Assim, os principais iões são o cálcio, o fosfato, a hidroxila e o carbonato. Os iões menos numerosos são o citrato, o magnésio, o sódio, o potássio, o fluoreto, o cloreto, o ferro, o zinco, o cobre, o alumínio, o chumbo, o estrôncio, o silício, o boro, o carbonato e o chumbo. A percentagem de cálcio nos ossos é de 99% e a de fosfato é de 85%. A relação relativa entre o cálcio e o fósforo pode variar acentuadamente em diferentes condições nutricionais, variando a relação Ca/P, em termos de peso, entre 1,3 e 2,0

ANATOMIA DO OSSO[1,2,5]

Epífise

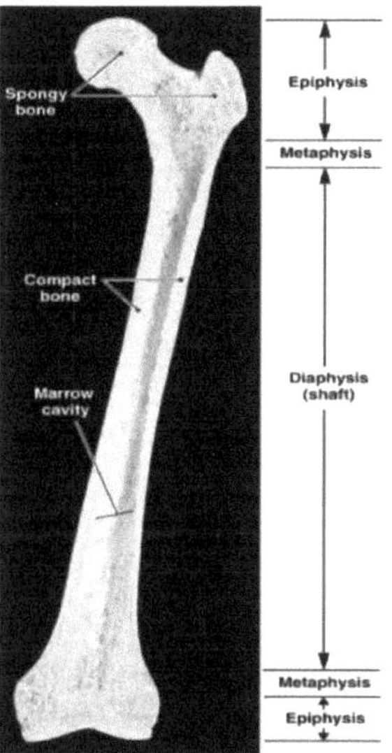

Nos ossos longos, a epífise é a região entre a placa de crescimento e a extremidade expandida do osso, coberta por cartilagem articular. Uma epífise numa pessoa esqueleticamente madura consiste em osso trabecular abundante e uma fina camada de osso cortical. Embora uma epífise esteja presente em cada extremidade dos ossos longos dos membros, ela é encontrada em apenas uma extremidade dos metacarpos (primeiro proximal e segundo distal até o quinto metacarpo), metatarsos (primeiro proximal e segundo distal até o quinto metatarso), falanges (extremidades proximais), clavículas e costelas.

A epífise é a localização dos centros de ossificação secundários durante o desenvolvimento. A estrutura da epífise é mais complexa em ossos que são fundidos a partir de mais de uma parte durante o desenvolvimento. Exemplos incluem as extremidades proximal e distal do úmero, do fémur e das vértebras. Por exemplo, a extremidade proximal do úmero é desenvolvida a partir de 3 centros de ossificação separados, que mais tarde se fundem para formar uma única massa epifisária. Na epífise proximal do úmero, um dos centros forma a superfície articular, e os outros dois tornam-se as tuberosidades maior e menor. Os ossos do carpo, os ossos do tarso e a patela também são chamados de ossos epifisóides e são equivalentes, em termos de desenvolvimento, às epífises dos ossos longos.

O conhecimento da localização da epífise e dos seus equivalentes em vários ossos ajuda a reconhecer a origem das lesões ósseas e facilita ainda mais o diagnóstico, uma vez que alguns tumores ósseos, como o condroblastoma, têm uma forte predileção pela epífise ou pelos ossos epifisóides.

Metáfise

A metáfise é a região de junção entre a placa de crescimento e a diáfise. A metáfise contém osso trabecular abundante, mas o osso cortical é mais fino aqui em relação à diáfise. Esta região é um local comum para muitos tumores ósseos primários e lesões semelhantes. A relativa predileção do osteossarcoma pela região metafisária dos ossos longos em crianças tem sido atribuída à rápida renovação óssea devido à extensa remodelação óssea durante os surtos de crescimento.

Diáfise

A diáfise é a haste e a região entre as metáfises, composta principalmente por osso cortical compacto. O canal medular contém medula óssea e uma pequena quantidade de osso trabecular.

Fise (placa epifisária, placa de crescimento)

A fise é a região que separa a epífise da metáfise. É a zona de ossificação endocondral de um osso em crescimento ativo ou a cicatriz epifisária de um osso já crescido.

Osso Marcas de superfície

Depressões e aberturas que permitem a passagem de vasos sanguíneos e nervos:

Forame:

Abertura redonda ou oval num osso através da qual passam vasos sanguíneos, nervos ou ligamentos. Por exemplo, o forame ótico do osso esfenoide (forame = orifício).

Fissura:

Abertura estreita, semelhante a uma fenda, entre partes adjacentes do osso, através da qual passam vasos sanguíneos ou nervos. Ex: Fissura orbital superior

Fossa:

Depressão pouco profunda, semelhante a uma bacia, num osso, que serve frequentemente de superfície articular. (Por exemplo: fossa coronoide do úmero.

Meatus:

Abertura em forma de canal ou de tubo (Meatus = passagem) Por exemplo, o meato auditivo externo do osso temporal.

Sulco:

Sulco ao longo da superfície óssea que acomoda um vaso sanguíneo, um nervo ou um tendão. (Sulco = sulco), por exemplo, sulco intertubercular do úmero.

Sinusite:

Cavidade no interior de um osso, cheia de ar e revestida por uma membrana mucosa.

Processos: Projecções ou crescimentos no osso que formam articulações ou pontos de fixação de tecido conjuntivo, como ligamentos e tendões.

Processo que forma as articulações:

Côndilo:

Projeção articular arredondada ou protuberância redonda na extremidade de um osso (côndilo = junta). Por exemplo, côndilo lateral do fémur.

Cabeça:

Projeção articular arredondada, apoiada no colo (porção constrita) de um osso. Por exemplo, a cabeça do fémur.

Faceta:

Superfície articular lisa, quase plana, por exemplo, superfície articular superior da vértebra

Processos que formam pontos de fixação para o tecido conjuntivo:

Crista:

Crista óssea estreita, geralmente proeminente. Por exemplo, a crista ilíaca do osso da anca.

Epicôndilo:

Área elevada sobre ou acima de um côndilo Ex: Côndilo medial do fémur.

Linha:

Crista óssea estreita que é menos proeminente do que uma crista. Por exemplo, a linha áspera do fémur.

Processo espinhoso:

Projeção aguda, delgada e frequentemente pontiaguda, por exemplo, processo espinhoso de uma vértebra.

Trocânter:

Processo muito grande, rombo e de forma irregular. Por exemplo, trocânter maior do fémur.

Tuberculose:

Pequeno processo arredondado (tubérculo = botão), por exemplo, o tubérculo maior do úmero.

Tuberosidade:

Grande saliência arredondada que pode ser rugosa, por exemplo, a tuberosidade isquiática do osso da anca.

Cavidade da medula:

A medula não só preenche as cavidades cilíndricas nos corpos dos ossos longos, como também ocupa os espaços do tecido esponjoso e estende-se para os canais ósseos maiores (canais de Haversian) que contêm os vasos sanguíneos. A sua composição difere consoante os ossos. Nos corpos dos ossos longos, a medula é de cor *amarela* e contém, em 100 partes, 96 de gordura, 1 de tecido areolar e vasos, e 3 de líquido com matéria extractiva; consiste numa base de tecido conjuntivo que suporta numerosos vasos sanguíneos e células, a maioria das quais são células de gordura, mas algumas são "células da medula", como as que ocorrem na medula vermelha que será imediatamente descrita. Nos ossos chatos e curtos, nas extremidades articulares dos ossos longos, nos corpos das vértebras, na diáfise craniana, no esterno e nas costelas, a medula é de cor *vermelha* e contém, em 100 partes, 75 de água e 25 de matéria sólida constituída por globulina celular, nucleoproteína, extractivos, sais e apenas uma pequena proporção de gordura. A medula vermelha é constituída por uma pequena quantidade de tecido conjuntivo, vasos sanguíneos e numerosas células, algumas das quais são células adiposas, mas a grande maioria são células nucleadas arredondadas, as verdadeiras "células da medula" de Kolliker. Estas células da medula propriamente ditas, ou mielócitos, assemelham-se na aparência a corpúsculos linfóides e, tal como eles, são ameboides; têm geralmente um protoplasma hialino, embora algumas apresentem grânulos de reação oxifílica ou basófila. Também estão presentes algumas células eosinófilas. Entre as células da medula podem ser observadas células mais pequenas, que possuem uma tonalidade ligeiramente rosada; são os eritroblastos ou normoblastos, dos quais derivam os corpúsculos vermelhos do adulto e que podem ser considerados descendentes dos corpúsculos coloridos nucleados do embrião. As células gigantes (mieloplaxes, osteoclastos), grandes massas protoplasmáticas multinucleadas, também se encontram em ambos os tipos de medula adulta, mas mais particularmente na medula vermelha. Kolliker acreditava que estavam envolvidos na absorção da matriz óssea e daí o nome que lhes deu - osteoclastos. Escavam no osso pequenos buracos ou cavidades pouco profundas, a que se dá o nome de foveolo de Howship, e neles se encontram deitados.

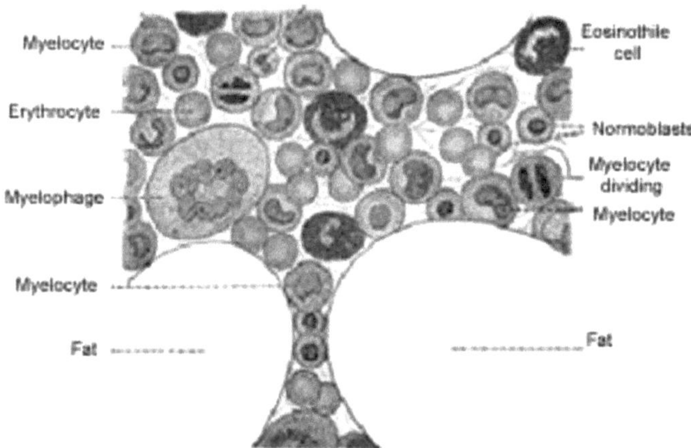

SUTURAS:

Uma sutura (sutur=costurar) é uma articulação fibrosa composta por uma fina camada de tecido conjuntivo fibroso denso que une os ossos do crânio.ex: sutura entre os ossos parietal e frontal. Os bordos irregulares e entrelaçados da sutura conferem-lhe força e diminuem a possibilidade de fratura. Como a sutura é imóvel, é classificada como sinartrose.

Algumas suturas, embora presentes durante a infância, são substituídas por osso no adulto. Uma sutura deste tipo é designada por sinostose, na qual há uma fusão completa do osso ao longo da linha de sutura. Por exemplo, a sutura frontal entre os lados esquerdo e direito do osso frontal que começa a fundir-se durante a infância.

Suturas cranianas:

Norma Verticalis

Sutura sagital, Sutura coronal, Sutura lambdoide, Sutura metópica

Norma Occipitalis

Sutura occipitomastoidea, Sutura parietomastoidea

Norma Frontalis

Internasal Frontonasal, Naso-maxilar, Lacrimo-maxilar, Frontomaxilar, Inermaxilar, Zigomaticomaxiilary, Zigomaticofrontal

Norma Lateralis

Zigomático temporal, escamomastóideo

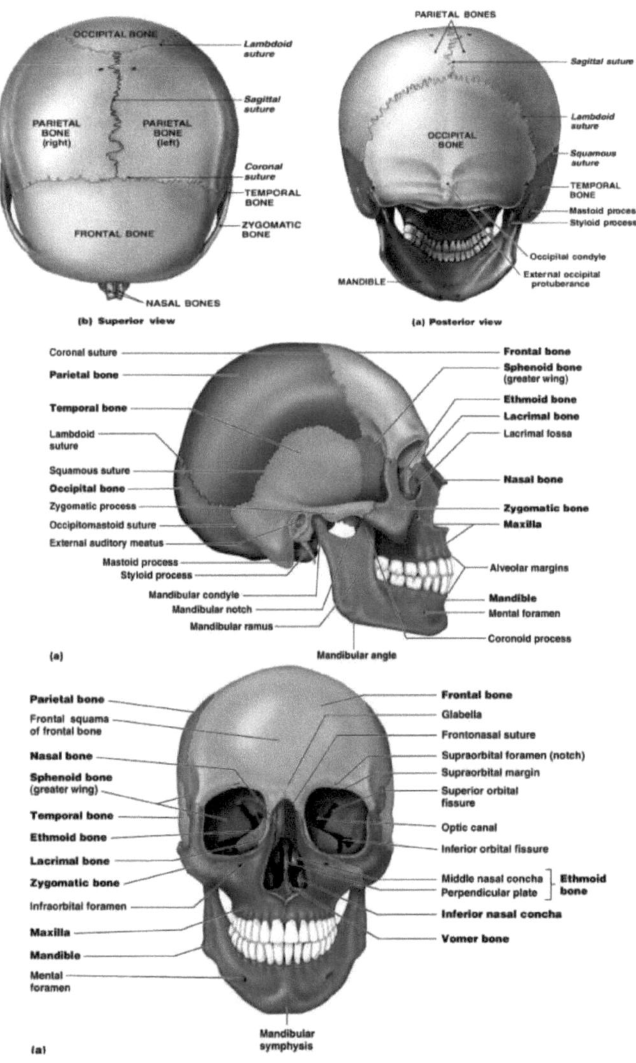

Periósteo

O periósteo é composto por uma camada interna de câmbio imediatamente adjacente à superfície óssea e uma camada externa fibrosa densa. A camada de câmbio é constituída por células osteoprogenitoras, que são planas e fusiformes e são capazes de se diferenciar em osteoblastos e formar ossos em resposta a vários estímulos. O periósteo é mais espesso e está mais frouxamente ligado ao córtex nas crianças, mas é mais fino e mais aderente nos adultos. O periósteo cobre completamente o osso, exceto na região da cartilagem articular e nos locais de fixação dos músculos. Está ligeiramente ancorado ao córtex por fibras de Sharpey que penetram no osso. O periósteo contém uma densa rede de sangue, vasos linfáticos e nervos predominantemente sensoriais para a manutenção da estrutura óssea.

Diferentes padrões de estimulação periosteal resultam em diferentes padrões de formação óssea periosteal. O insulto contínuo resulta em fluxos de osso periosteal perpendiculares à superfície óssea, resultando num aspeto de cabelo em ponta nas radiografias, por exemplo, anemia falciforme, talassemia. A estimulação periosteal intermitente resulta em múltiplas correntes de osso periosteal parcialmente separadas e paralelas à superfície óssea, dando um aspeto de pele de cebola nas radiografias, por exemplo, Sarcoma de Ewing. Ao contrário do tecido ósseo, o periósteo tem terminações nervosas nociceptoras, o que o torna muito sensível à manipulação. No adulto, o papel osteogénico é demonstrado durante a reparação de fracturas. Além disso, o periósteo está a tornar-se cada vez mais atrativo para o tratamento de certos problemas clínicos: reparação de fendas palatinas, tratamento de fracturas severamente cominutivas, pseudoartrose da tíbia e reparação de defeitos traqueais.

As funções são as seguintes:

- Fornece fixação aos músculos, tendões e ligamentos
- Nutre o osso subjacente com a ajuda dos vasos sanguíneos.
- Ajuda na formação óssea durante o período de crescimento
- Reparação de fracturas devido à presença de células osteoprogenitoras
- Evita o crescimento excessivo do osso, actuando como uma membrana limitadora

Mucoperiósteo:

O mucoperiósteo é uma estrutura composta por membrana mucosa e periósteo. Em regiões como a gengiva e partes do palato duro, a mucosa oral está ligada diretamente ao periósteo do osso subjacente, sem qualquer intervenção da submucosa. Esta disposição é denominada mucoperiósteo e proporciona uma fixação firme e inelástica.

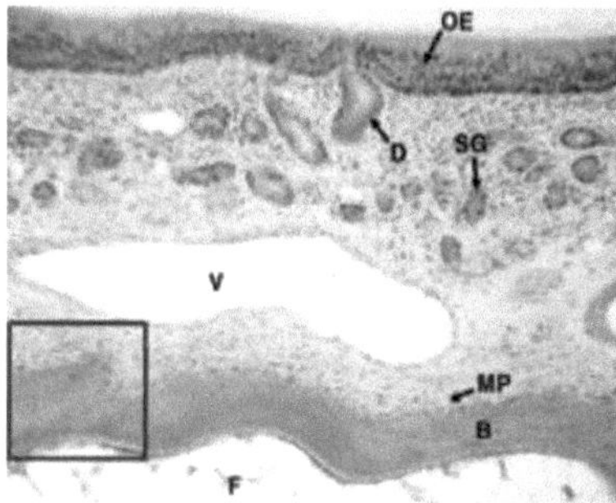

Capítulo 2

INDICAÇÕES:

- Áreas com contornos ósseos irregulares, crateras profundas e outros defeitos
- Bolsas nos dentes para as quais não é possível uma remoção completa do irritante radicular
- Em casos de envolvimento de furcações
- Bolsas intra-ósseas na distal dos últimos molares, frequentemente associadas a problemas mucogengivais
- Inflamação persistente em áreas de bolsas periodontais moderadas a profundas

Endósteo

O endósteo é composto por células osteoprogenitoras e apenas uma pequena quantidade de tecido conjuntivo, cobrindo a superfície das trabéculas ósseas e a superfície medular do osso cortical e dos canais de Haversian. Serve como uma das superfícies funcionais para a remodelação óssea.

ESTRUTURA MICROSCÓPICA DO OSSO:

CÉLULAS ÓSSEAS

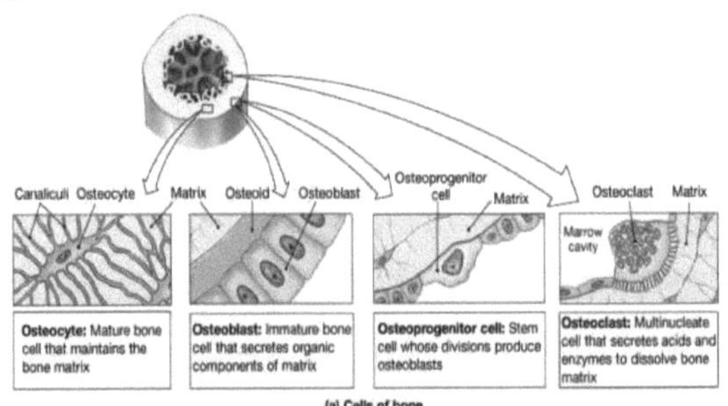

(a) Cells of bone

Células osteoprogenitoras:[1,7,8,9]

Derivam das células estaminais estromais pleuripotentes presentes na medula óssea e noutros tecidos conjuntivos que podem proliferar e diferenciar-se em osteoblastos antes da formação óssea. A sua origem é mesenquimal. No osso intramembranoso, agregam-se e proliferam antes de se diferenciarem em osteoblastos, enquanto na formação óssea endocondral, células semelhantes migram com o crescimento de vasos sanguíneos do pericôndrio para áreas de cartilagem degenerada e diferenciam-se em osteoclastos.

Existem dois tipos ou fases de células osteoprogenitoras, uma totalmente empenhada na formação óssea (células osteoprogenitoras empenhadas), que se encontra associada ao osso, e a outra (células osteoprogenitoras induzíveis), amplamente presente no tecido conjuntivo e provavelmente capaz de se diferenciar em várias células do tecido conjuntivo, dependendo da natureza do indutor.

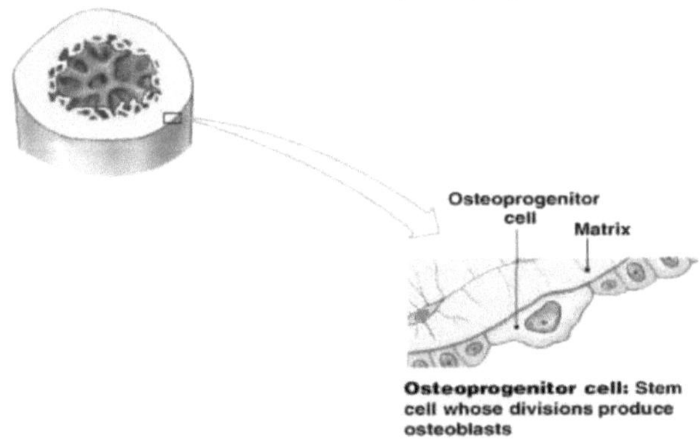

Osteoblastos[1,7,8,9]

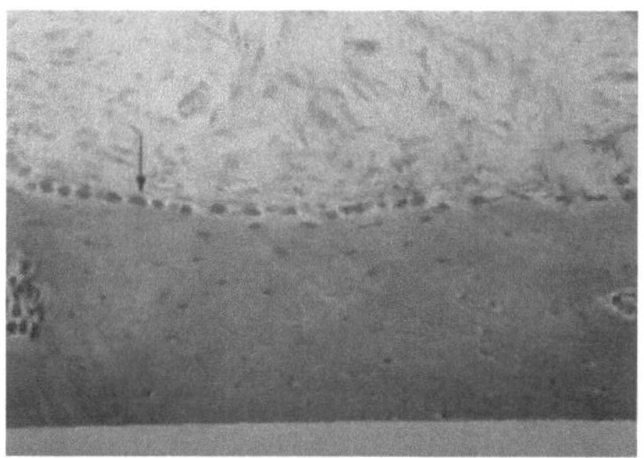

Qualquer célula que forme osso, quer durante o crescimento ou remodelação, quer durante a consolidação de uma fratura, é um osteoblasto.

Os osteoblastos são grandes células não divisórias com uma forma arredondada a poligonal com um núcleo excentricamente colocado. O citoplasma é profundamente basófilo e exibe uma imagem negativa distinta de Golgi. Os processos citoplasmáticos estão em contacto uns com os outros e também com os processos dos osteócitos nas lacunas por baixo deles. As junções comunicantes formam-se entre células adjacentes, entre pré-osteoblastos e osteoblastos, entre osteoblastos e osteócitos e entre osteócitos e osteoblastos. Os pré-osteoblastos e os osteoblastos apresentam níveis elevados de fosfatase alcalina na superfície exterior das suas membranas plasmáticas.

Diferenciação de Osteoblastos

As células estaminais mesenquimais diferenciam-se em osteoblastos quando são expostas a proteínas morfogénicas ósseas (BMP). As BMPs fazem parte da superfamília do fator de crescimento transformador (TGF).

Regulação da diferenciação dos osteoblastos[10]

Proteína morfogénica óssea

Regulam a diferenciação dos osteoblastos e dos condrócitos durante o desenvolvimento do esqueleto

Smads

As SMAD (Small Mothers Against Decapentaplegic) são uma classe de proteínas que modulam a atividade dos ligandos do fator de crescimento transformador beta. Os factores de transcrição Smad são substratos das cinases do recetor tipo I activadas no citoplasma. As proteínas Smad fosforiladas deslocam-se para o núcleo, ligam-se às regiões reguladoras dos genes alvo e regulam a sua transcrição. Assim, as proteínas Smad são moléculas-chave na transdução de sinais da membrana celular para o núcleo. Existem três classes de SMAD:

- As Smads reguladas pelo recetor (R-SMAD), que incluem SMAD1, SMAD2, SMAD3, SMAD5 e SMAD9
- O mediador comum Smad (co-SMAD) que inclui apenas SMAD4,
- As Smads antagónicas ou inibitórias (I-SMAD), que incluem a SMAD6 e a SMAD7.

Runx2 e Osterix

Runx2 interage estreitamente com a sinalização BMP através de Smads na diferenciação de osteoblastos. Osterix actua a jusante de Runx2 durante o desenvolvimento ósseo

Factores que afectam a reabsorção e a formação óssea, direta e indiretamente[9]

Hormonas sistémicas:

PTH, 1,25(OH)2D3, Calcitonina, Esteróides sexuais, Glucocorticóides, Hormona do crescimento, Hormona tiroideia.

Citocinas factores de crescimento

Prostaglandinas, Interleucina 1, Fator de necrose tumoral, Interferão Y, Factores de crescimento semelhantes à insulina, Fator estimulador de colónias de macrófagos, Fator de crescimento epidérmico, Fator de crescimento transformador, Proteínas morfogénicas ósseas, Fator de crescimento derivado das plaquetas, Fator de crescimento de fibroblastos, Péptido intestinal vasoativo, Péptido relacionado com a PTH, Ligando a osteoprotegerina, Osteoprotegerina, Péptido relacionado com o gene da calcitonina.

Agentes diversos

Imobilização, ausência de peso, stress/exercício, protões, cálcio, fosfato, fluoreto, bisfosfonatos, álcool/tabaco.

Funções dos osteoblastos

- Os osteoblastos são responsáveis pela produção das proteínas da matriz óssea do colagénio tipo I e IV e de outras proteínas não colagénicas como a osteocalcina, a osteopontina, a sialoproteína óssea e a osteonectina.
- Os osteoblastos segregam os factores de crescimento que se encontram armazenados na matriz óssea, tais como o fator de crescimento transformador p, a proteína morfogenética óssea, o fator de crescimento derivado das plaquetas e o fator de crescimento semelhante à insulina.
- Os osteoblastos mineralizam a matriz óssea recém-formada, o que pode ser mediado em parte por partículas subcelulares conhecidas como vesículas da matriz enriquecidas em fosfatase alcalina, que são geradas a partir do citoplasma dos osteoblastos. Os osteoblastos também produzem fosfolípidos e proteoglicanos que podem ser importantes no processo de mineralização.
- Os osteoblastos podem ser necessários para que ocorra a reabsorção óssea normal. Em condições fisiológicas que favorecem a reabsorção, os osteoblastos são estimulados por linfocinas a produzir interleucina-6 que, por sua vez, estimula os osteoblastos a produzir enzimas proteolíticas que preparam a superfície óssea para a reabsorção osteoclástica. O tempo de vida funcional dos osteoblastos pode variar entre 3 a 4 meses e 1 a 5 anos, com uma média de cerca de 5 a 6 meses.
- Os osteoblastos têm uma influência controladora na ativação das células de reabsorção óssea, os osteoclastos, sendo a fonte dos factores envolvidos neste processo (factores estimulantes do cólon, prostaglandinas, ligando a osteoprotegerina).

- Os osteoblastos contêm receptores para a hormona paratiroideia e regulam a resposta osteoclástica a esta hormona.

Células de revestimento[1,2]

As células de revestimento são remanescentes dos osteoblastos que anteriormente depositavam a matriz óssea. As células têm perfis nucleares finos e planos. Os organelos citoplasmáticos são escassos e estas células mantêm as suas junções de hiato com os osteócitos, criando uma rede que funciona para controlar a homeostase mineral e garantir a vitalidade do osso. Também gerem a manutenção do osso através da formação de uma membrana óssea que controla os fluxos de iões para dentro e para fora do osso e através da secreção de fosfoproteínas e glicoproteínas adicionais.

Osteócitos[1,7,8,9]

Os osteócitos constituem o principal tipo de células do osso maduro, encontrando-se dispersos na sua matriz, mas interligados por numerosas extensões celulares, formando uma rede celular complexa. Derivam dos osteoblastos, que reduziram ou cessaram a formação da matriz e ficaram encerrados na matriz, mas mantêm contacto entre si e com as células da superfície do osso (osteoblastos e células de revestimento ósseo) durante toda a sua vida.

Os osteócitos maduros, relativamente inactivos, possuem um corpo celular com a forma de um elipsoide de três eixos, sendo o eixo mais longo (cerca de 25 Lim) paralelo à lamela circundante e o seu eixo mais curto perpendicular ao plano da lamela. O citoplasma é ligeiramente basófilo e contém poucos organelos. Numerosos processos finos emergem do corpo celular e ramificam-se várias vezes para formar uma árvore extensa. Estes processos contêm feixes de microfilamentos e algum retículo endoplasmático liso. Nas suas extremidades distais, entram em contacto com os processos das células adjacentes (outros osteócitos e, nas superfícies, osteoblastos e células de revestimento ósseo)

O osso embrionário (tecido) e o osso de reparação têm mais osteócitos do que o osso lamelar.

Após a sua formação, os osteócitos ficam reduzidos em tamanho e o espaço na matriz ocupado por um osteócito é designado por lacuna osteocítica.

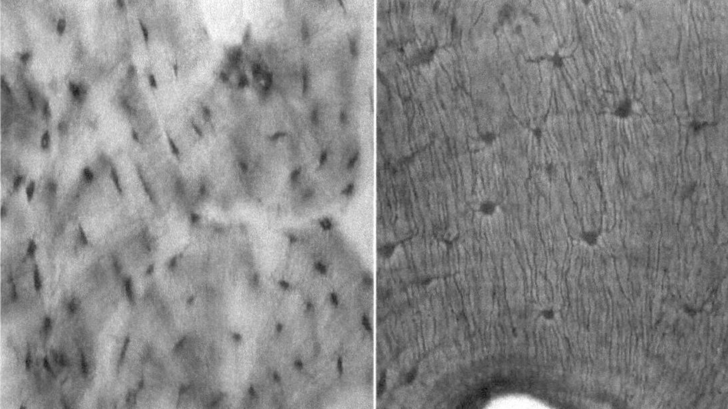

Funções dos osteócitos

As suas funções normais não são claramente conhecidas. As funções podem incluir :

- Manutenção da matriz óssea - Os osteócitos possuem organelos suficientes para continuar a produzir quantidades relativamente pequenas de constituintes da matriz ao longo da vida.
- Libertação de iões de cálcio - os osteócitos podem ter a capacidade de transferir iões de cálcio do mineral ósseo para o plasma sanguíneo.
- Os osteócitos podem desempenhar um papel na deteção da deformação resultante da força mecânica aplicada ao esqueleto durante a utilização mecânica ou podem atuar como parte de um mecanismo transdutor que converte as alterações no ambiente de deformação em trabalho organizado das células ósseas. Desempenha o papel de mecanorreceptor do osso.

Osteoclastos[1,7,8,9]

Os osteoclastos são células gigantes multi-nucleadas que reabsorvem o osso. Variam de 20 Lim a mais de 100 Lim e contêm 2-50 núcleos. Ocupam cavidades pouco profundas denominadas "lacunas de Howship" em superfícies ósseas planas e estão presentes na borda anterior dos cones de corte no osso haversiano. As caraterísticas observadas à microscopia ótica incluem um citoplasma acidófilo espumoso, um aspeto estriado ou de borda em escova no local de fixação ao osso devido à projeção de fibrilas de colagénio livres e uma coloração positiva para a fosfatase ácida resistente ao tartarato. A parte de um osteoclasto que é diretamente responsável pela reabsorção óssea é uma estrutura transitória e altamente móvel, designada por bordo em rufo, observada na microscopia eletrónica. Na periferia do bordo rugoso encontra-se a zona clara, uma região em forma de anel desprovida de organelos. Esta região é também designada por podossoma ou zona filamentosa, onde o bordo estriado é selado à superfície óssea. Este selo aparentemente localiza o microambiente altamente ácido, que é propício à reabsorção do osso. A região mais afastada do osso é a região basal da célula, que contém múltiplos núcleos, sacos de Golgi e numerosas mitocôndrias,
algumas vesículas secretoras e lisossomas. O seu tempo de vida é incerto, embora possa chegar às 7 semanas.

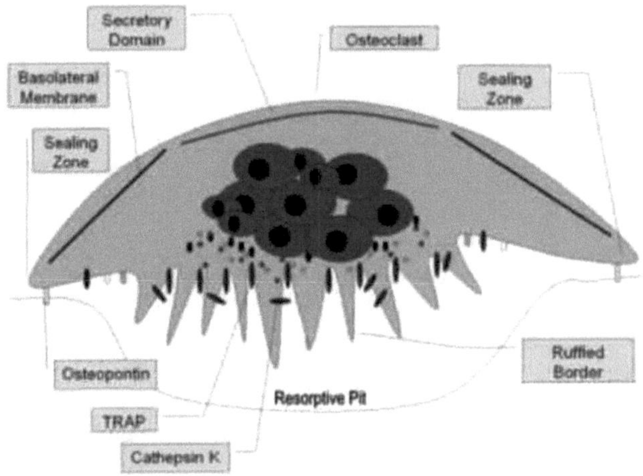

Origem e linhagem celular[1,7,11]

Provêm de precursores mononucleares, ou seja, monócitos do sangue. O modelo proposto para a formação de osteoclastos é que os factores estimuladores de colónias (CSF) estimulam a proliferação e a diferenciação das células progenitoras de granulócitos e macrófagos (CFU-GM). As CFU-GM são estimuladas pelo CSF para formar pró-monócitos, que são progenitores imaturos não aderentes de fagócitos mononucleares e osteoclastos. Os pró-monócitos proliferam e diferenciam-se segundo a via dos macrófagos ou segundo a via dos osteoclastos. O primeiro osteoclasto a formar os pré-osteoclastos iniciais prolifera e circula no sangue. Contêm esterase não específica e não são resistentes ao tartarato. O pré-osteoclasto inicial dá origem a um pré-osteoclasto tardio regulado pela 1,25 - dihidroxi vitamina D, PTH. Em seguida, o pré-osteoclasto tardio fixa-se ao osso, exprime antigénios específicos dos osteoclastos e funde-se com outras células para formar um osteoclasto multinucleado.

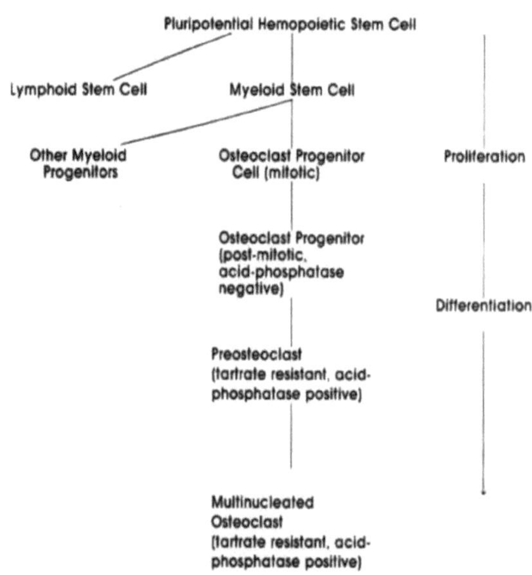

Diferenciação de Osteoclastos[10]

A molécula que inibe a osteoclastogénese é conhecida por dois nomes diferentes, OPG (osteopotegerina) e OCIF (fator inibidor da osteoclastogénese). A OPG é segregada pelos osteoblastos e tem por função bloquear a formação dos osteoclastos, bem como a reabsorção óssea.

Regulação da diferenciação dos osteoclastos

Membros da família do recetor-ligando do TNF

Os osteoblastos/células estromais regulam a diferenciação e a função dos osteoclastos através de membros da família de ligandos do recetor de TNF.

Interação RANKL-RANK

A ativação de NF-jB e JNK através do sistema de sinalização mediado por RANK parece estar envolvida na diferenciação e ativação de osteoclastos.

Citocinas inflamatórias

A interleucina-1 estimula diretamente a função dos osteoclastos através do recetor IL-1 tipo 1 expresso pelos osteoclastos. O LPS e algumas citocinas inflamatórias, como o TNFa e a IL-1, estão diretamente envolvidos na diferenciação e na função dos osteoclastos através de um mecanismo independente da interação RANKL-RANK.

ACTIVAÇÃO DOS RECEPTORES

Os osteoclastos também expressam receptores de integrina, incluindo o recetor de vitronectina, que desempenha um papel importante na adesão dos osteoclastos à superfície óssea. Foi demonstrado que os péptidos que contêm o motivo RGD inibem a reabsorção óssea mediada por osteoclastos in vitro e previnem a osteoporose in vivo

Osteoclastogénese[5]

A PTH estimula a reabsorção óssea pelos osteoclastos, mas fá-lo indiretamente. Os receptores para a PTH estão localizados nos osteoblastos, que depois enviam sinais aos precursores dos osteoclastos derivados da medula óssea para estimular a sua fusão, diferenciação e ativação. Os precursores dos osteoclastos expressam um recetor de superfície celular conhecido como RANK (Recetor Ativador do Fator Nuclear Kappa B). Os osteoblastos expressam RANKL (ligando RANK) na superfície extracelular da sua membrana plasmática.

Quando são estimulados pela PTH, os osteoblastos aumentam a expressão de RANKL, que se liga à RANK, activando as vias de sinalização que promovem a diferenciação e a sobrevivência dos osteoclastos. Os osteoblastos também expressam um fator segregado chamado osteoprotegerina. Como o seu nome indica, a osteoprotegerina "protege o osso" ao impedir a reabsorção óssea. A osteoprotegerina funciona como um recetor de chamariz para o RANKL: liga-se ao RANKL e, por conseguinte, impede a ligação ao RANK e a estimulação da osteoclastogénese. O rácio osteoprotegerina:RANKL produzido pelos osteoblastos determina a extensão da reabsorção óssea.

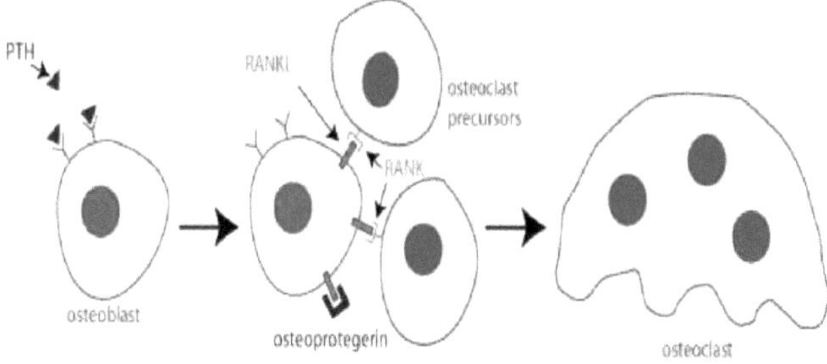

Inter-relação entre osteoblastos e osteoclastos:[5]

Durante a fase de crescimento da criança, a quantidade de deposição óssea excede a de reabsorção, dando origem a um aumento da massa óssea. Durante a fase adulta, a quantidade de deposição óssea é equivalente à da reabsorção óssea e a massa óssea é mais ou menos constante. Na velhice, a quantidade de deposição óssea é geralmente inferior à da reabsorção óssea e verifica-se uma diminuição global da massa óssea. Nas mulheres pós-menopáusicas, em particular, esta perda pode ser suficiente para conduzir a um quadro clínico de osteoporose.

Sabe-se que muitos dos factores que provocam a reabsorção óssea não têm um efeito direto sobre os osteoclastos, mas actuam indiretamente através dos osteoblastos. A maioria dos receptores para moléculas bioactivas que causam a reabsorção óssea estão presentes nos osteoblastos:

- Através da libertação local de substâncias como as citocinas e os factores de crescimento (fator estimulador das colónias de macrófagos, osteoprotegreína e interleucinas), os osteoblastos podem estimular a produção de osteoclastos.
- Ao libertar enzimas (como as MMPs) para degradar a camada osteoide não mineralizada que cobre o osso em formação, os osteoblastos podem ajudar a expor a matriz mineralizada à qual os osteoclastos se podem fixar e iniciar a reabsorção.
- Por moléculas bioactivas presentes no interior do osso (citocinas, BMP, TGF-0) que podem ser activadas na sequência de uma reabsorção óssea osteoclástica e influenciar seguidamente a remodelação.

As linhas de reversão marcam a posição onde a atividade óssea muda de reabsorção para deposição. Estas linhas são de coloração escura e de contorno irregular, sendo compostas por uma série de concavidades que foram outrora os locais das lacunas de Howship reabsortivas. Podem ser vistas como contendo a enzima fosfatase ácida.

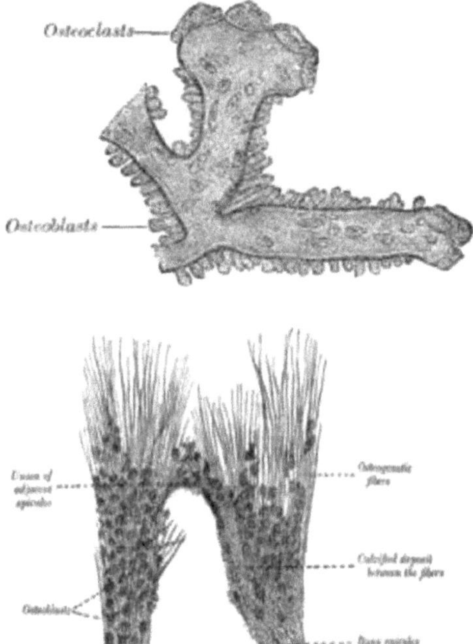

MATRIZ ÓSSEA

Sistema Haversiano [1,7,8]

A unidade estrutural primária do osso compacto é o sistema Haversiano. Cada sistema Haversiano é um cilindro longo, frequentemente bifurcado, paralelo ao longo eixo do osso, formado pela deposição sucessiva de 4-20 (média 6) camadas concêntricas de lamelas.

As fibras de colagénio são paralelas umas às outras dentro de cada lamela, mas estão orientadas perpendicularmente às das lamelas vizinhas. Tal arranjo pode ser destacado como camadas brilhantes e escuras alternadas em microscopia polarizada.

A deposição de lamelas começa na periferia, de modo que as lamelas mais jovens estão mais próximas do centro do sistema, e os sistemas mais jovens têm canais maiores. Entre as lamelas encontram-se lacunas que contêm os corpos celulares e canalículos que contêm os processos citoplasmáticos dos osteócitos.

No centro de cada sistema Haversiano existe um canal Haversiano, que é revestido por endósteo e contém um feixe neurovascular e tecido conjuntivo frouxo.

Os canais de Haversian ligam-se entre si por canais de Volkmann transversais ou oblíquos, comunicando com a cavidade medular e o periósteo para fornecer canais para o sistema neurovascular. Os canais de Volkmann não estão rodeados por lamelas concêntricas, mas perfuram as lamelas. Contêm vasos sanguíneos, nervos e linfáticos e ligam os canais de Haversian à cavidade medular e à superfície do osso

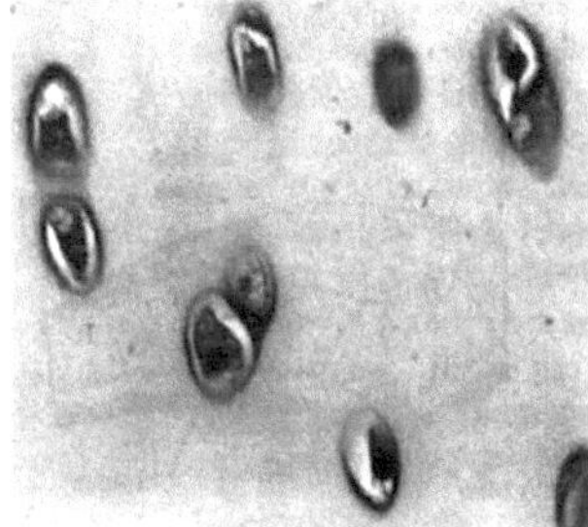

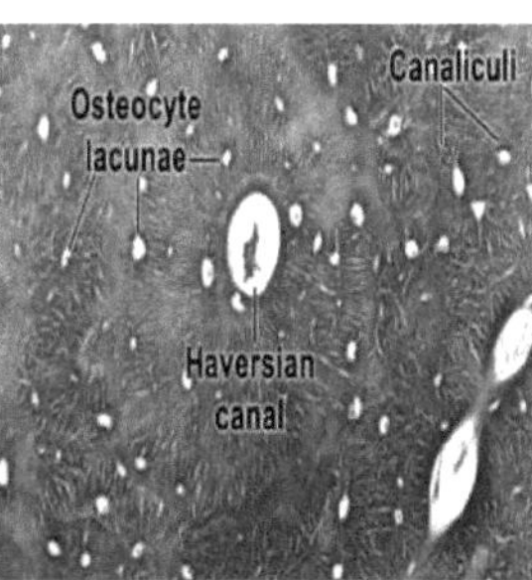

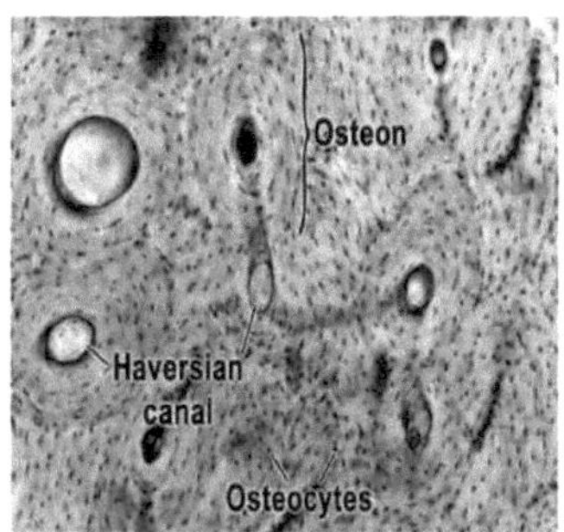

Lamelas intersticiais

As lamelas intersticiais são osteões incompletos ou fragmentados localizados entre os osteões secundários. Representam os osteões remanescentes deixados pela reabsorção parcial do osteão antigo durante a remodelação óssea.

A mistura de lamelas intersticiais e osteões completos produz um padrão em mosaico. Assim, a idade do osso pode ser deduzida a partir da proporção de lamelas intersticiais e de osteões intactos. O osso mais jovem tem mais osteões completos e menos lamelas intersticiais entre os osteões.

Lamelas circunferenciais

As lamelas circunferenciais são lamelas circulares que revestem a superfície externa do córtex adjacente ao periósteo e que revestem a superfície interna do córtex junto ao endósteo. Existem mais lamelas circunferenciais externas do que internas.

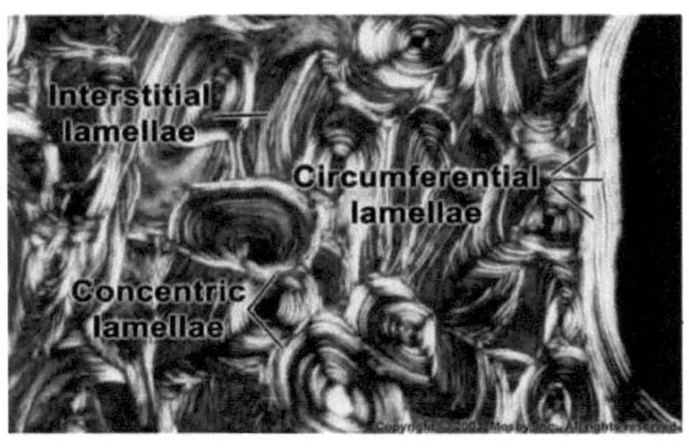

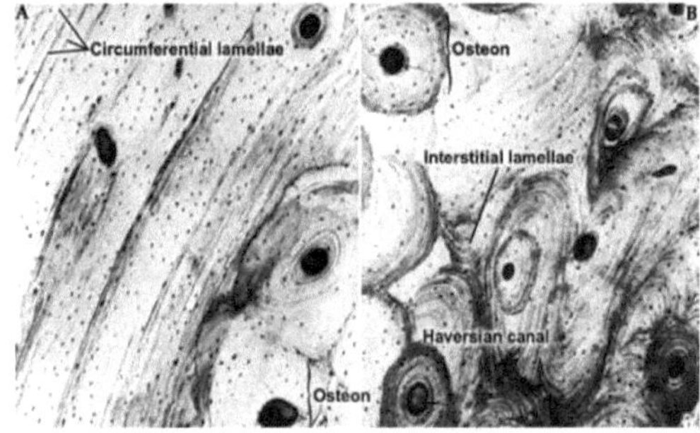

Trabéculas ósseas

As trabéculas ósseas são vistas como um sistema de placas, hastes, arcos e escoras que atravessam a cavidade medular e se ligam ao endósteo do córtex. A superfície interna do osso é coberta por uma única camada de células ósseas, o endósteo, que separa fisicamente a superfície óssea da medula óssea no seu interior.

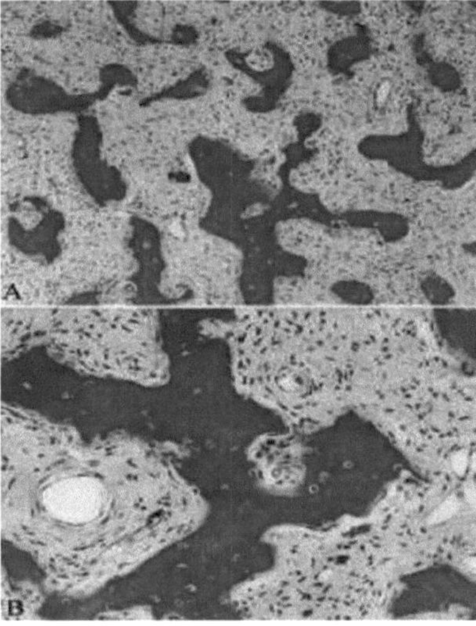

Medula óssea

O termo medula óssea restringe-se normalmente ao tecido mole vermelho ou amarelo que ocupa as cavidades macroscopicamente visíveis num osso fresco. É essencialmente uma estrutura de tecido reticular (células e fibras do retículo) que suporta vasos sanguíneos, especialmente sinusóides venosos e colónias de células sanguíneas em desenvolvimento ou grandes células adiposas. As células do retículo transformam-se rapidamente em células osteoprogenitoras.

A medula óssea é considerada uma das ferramentas de diagnóstico mais valiosas para avaliar doenças hematológicas. As indicações incluem o diagnóstico, o estadiamento e a monitorização terapêutica de doenças linfoproliferativas, tais como a leucemia linfocítica crónica (LLC), o linfoma de Hodgkin e o linfoma não Hodgkin, a leucemia de células pilosas, a doença mieloproliferativa e mieloma múltiplo. Além disso, pode ser efectuada a avaliação de citopenia, trombocitose, leucocitose, anemia e estado do ferro. A análise da medula óssea também tem sido utilizada para avaliar doenças não hematológicas. Por exemplo, na investigação de febre de origem desconhecida (FUO), especificamente em doentes com SIDA, a medula pode revelar a presença de microrganismos, tais como tuberculose, infecções por Mycobacterium avium intracellulare (MAI), histoplasmose, leishmaniose e outras infecções fúngicas disseminadas. Além disso, pode ser efectuado o diagnóstico de doenças de armazenamento (por exemplo, doença de Niemann-Pick e doença de Gaucher), bem como a avaliação de carcinoma metastático e doenças granulomatosas (por exemplo, sarcoidose).

Numa biopsia da medula óssea, é colhida uma amostra de material sólido da medula óssea. Um aspirado de medula óssea é normalmente efectuado ao mesmo tempo que uma biopsia. Numa aspiração, é retirada uma amostra da parte líquida da medula óssea. Em conjunto, a biópsia e o aspirado de medula óssea são frequentemente designados por exame da medula óssea. "Dry tap" é um termo usado para descrever a falha na obtenção de medula óssea em tentativas de aspiração de medula. A fibrose extensa da medula e a hipercelularidade foram propostas como mecanismos para explicar a incapacidade de retirar a medula por aspiração.

HISTOGÉNESE DO OSSO:[1,2,7,9]

O osso é de origem mesodérmica. O processo de formação do osso é designado por OSSIFICAÇÃO. A formação da maioria dos ossos é precedida pela formação de um modelo cartilaginoso que é subsequentemente substituído por osso. Este tipo de ossificação é designado por OSSIFICAÇÃO ENDOCONDRAL e os ossos formados são designados por OSSOS CARTILAGENS.

A formação óssea pode ocorrer no blastema mesenquimal de alguns ossos, como os ossos da calota craniana. A isto chama-se OSSIFICAÇÃO INTRAMEMBRANOSA.

As duas principais formas de ossificação são:

- Ossificação intramembranosa
- Ossificação endocondral

O osso forma-se apenas por deposição aposicional de matriz na superfície de um tecido pré-formado. O osso tecido é formado inicialmente e é posteriormente convertido em osso lamelar por remodelação subsequente.

OSSIFICAÇÃO INTRA-MEMBRANOSA:

A ossificação intramembranosa é a formação de osso diretamente sobre ou dentro de membranas de tecido conjuntivo fibroso formadas por células mesenquimatosas condensadas. Este tipo de osso forma-se diretamente a partir do mesênquima, sem passar primeiro por uma fase de cartilagem, e começa aproximadamente no final do segundo mês de gestação. O processo envolve as seguintes etapas:

Formação de matriz óssea no interior da membrana fibrosa:

No local onde se desenvolverá um osso, existe inicialmente um mesênquima frouxo, que aparece como células estreladas amplamente separadas, de coloração pálida, com processos citoplasmáticos interligados. Em seguida, um centro de osteogénese desenvolve-se em associação com capilares que crescem no mesênquima. As células mesenquimatosas proliferam e condensam-se em nódulos compactos, alguns dos quais se transformam em capilares, e as células mesenquimatosas do centro tornam-se redondas e basófilas, com processos espessos de interligação. Estas células diferenciam-se em osteoblastos. Estas células segregam a matriz orgânica. Uma vez rodeadas pela matriz óssea, são chamadas osteócitos. A matriz começa rapidamente a calcificar. Os osteócitos obtêm nutrientes e oxigénio por difusão ao longo dos canalículos ósseos. A matriz orgânica também se forma à volta dos seus processos de interligação. O primeiro pequeno fragmento de matriz óssea recém-formada é uma espícula irregular.

Formação de tecido ósseo

As espículas ósseas alongam-se gradualmente em estruturas anastomosadas mais longas denominadas trabéculas, que se estendem em padrão radial. Estas trabéculas estendem os vasos sanguíneos locais. Esta membrana óssea inicial é denominada osso tecido. No exterior do osso tecido, existe uma condensação de mesênquima vascular denominada periósteo. Nesta fase, poucas células mesenquimatosas permanecem indiferenciadas, mas antes de desaparecerem, deixam uma camada de células planas denominadas células osteogénicas ou trabéculas que não têm osteoblastos. Nas zonas sem irrigação sanguínea capilar, dão origem a condroblastos que formam a cartilagem.

Mecanismo de crescimento aposicional e formação de placas ósseas compactas:

Os osteoblastos e as células osteogénicas cobrem as espículas e as trabéculas do osso. Estas células osteogénicas proliferam num ambiente ricamente vascularizado e dão origem a osteoblastos que depositam novas camadas de matriz óssea na superfície óssea pré-existente. Estas células encontram-se sempre numa posição superficial, repetindo o processo uma e outra vez. Cada geração de osteoblastos produz os seus próprios canalículos. Assim, todos os novos osteócitos permanecem ligados através dos canalículos à superfície óssea acima e aos osteócitos abaixo. À medida que as trabéculas aumentam de largura devido ao crescimento aposicional, os capilares vizinhos são incorporados para fornecer nutrição aos osteócitos das camadas mais profundas. Esta remodelação mantém a forma e o tamanho do osso ao longo da vida.

O crescimento e a remodelação contínuos das trabéculas convertem o osso esponjoso em osso compacto. O osso esponjoso encontra-se na parte central do osso, uma vez que as trabéculas não aumentam de tamanho e o tecido vascular no osso esponjoso diferencia-se em medula vermelha.

Formação de osteon:

À medida que o osso esponjoso se converte em osso compacto, formam-se vários canais estreitos revestidos por células osteogénicas, que envolvem os vasos que estavam presentes nos espaços de tecido mole da rede esponjosa. As lamelas consecutivas de osso são adicionadas às paredes ósseas dos espaços do osso esponjoso, o que se designa por osteão ou sistema Haversiano.

O mecanismo de ossificação intramembranosa envolve proteínas morfogenéticas ósseas e a ativação de um fator de transcrição chamado cbfa1. As BMP activam o gene cbfa1 nas células mesenquimatosas e o fator de transcrição cbfa1 transforma as células mesenquimatosas em osteoblastos. Acredita-se que as proteínas activam os genes da osteocalcina, osteopontina e outras proteínas da matriz extracelular específicas do osso.

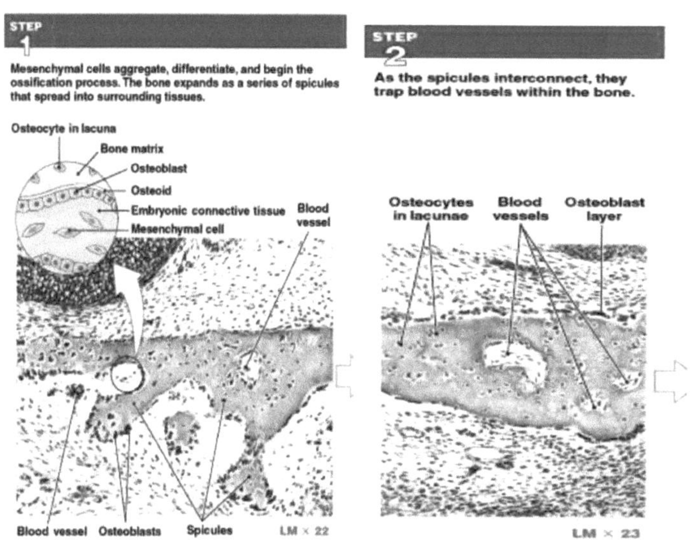

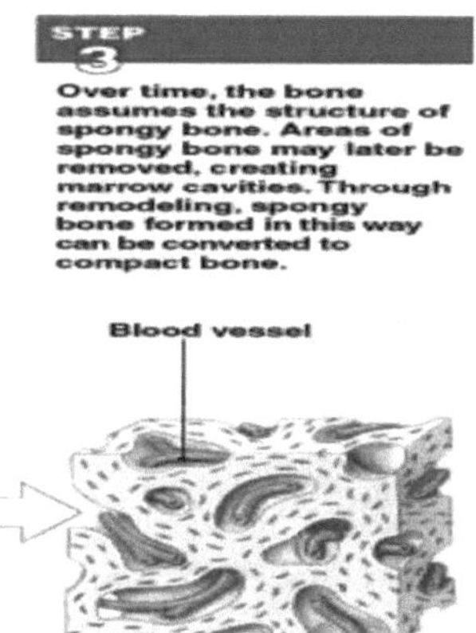

OSSIFICAÇÃO ENDOCONDRAL:

A ossificação endocondral é a formação de osso no interior da cartilagem hialina. Neste processo de ossificação, as células mesenquimatosas são transformadas em condroblastos, que inicialmente produzem um "modelo" de cartilagem hialina do osso. Posteriormente, os osteoblastos substituem gradualmente a cartilagem por osso.

Formação do modelo cartilaginoso:

Este processo inicia-se no final do segundo mês de desenvolvimento. No local onde se vai formar o osso, as células mesenquimatosas aglomeram-se na forma do futuro osso. As células mesenquimatosas diferenciam-se em condroblastos que produzem uma matriz de cartilagem, pelo que o modelo é constituído por cartilagem hialina. Além disso, desenvolve-se uma membrana denominada pericôndrio à volta do modelo de cartilagem, constituída por uma camada fibrosa exterior e uma camada condrogénica interior. As células da camada condrogénica não produzem osteoblastos, uma vez que a diferenciação se processa num ambiente avascular. Os fibroblastos na camada fibrosa produzem colagénio e forma-se uma cobertura fibrosa densa.

Crescimento do modelo cartilaginoso:

O crescimento do modelo de cartilagem faz-se por crescimento intersticial e aposicional. O aumento do comprimento é devido ao crescimento intersticial, devido à divisão repetida dos condrócitos, juntamente com a produção de matriz adicional pelas células filhas, e o alargamento do modelo é devido à adição adicional de matriz à sua periferia por novos condroblastos, derivados da camada condrogénica do pericôndrio, o que se designa por crescimento aposicional. À medida que a diferenciação das células da cartilagem avança em direção à metáfise, as células organizam-se em colunas longitudinais que se subdividem em três zonas:

Zona de proliferação: As células são pequenas e achatadas, e constituem uma fonte de novas células.

Zona de hipertrofia e maturação: Os condrócitos hipertrofiam e, nas fases iniciais, segregam colagénio tipo II. O aumento do tamanho das células e a secreção celular levam a um aumento do tamanho do modelo cartilaginoso. Quando os condrócitos atingem o tamanho máximo, segregam colagénio tipo X e proteínas não colagénicas. Subsequentemente, há uma quebra parcial dos proteoglicanos, criando um ambiente matricial recetivo à deposição de minerais.

Zona de mineralização provisória: A mineralização da matriz começa na zona de mineralização através da formação de vesículas da matriz. Estas vesículas ligadas à membrana desprendem-se da célula e formam unidades independentes nos septos longitudinais da cartilagem.

Formação de colar ósseo:

Os capilares crescem para o pericôndrio que rodeia a secção média do modelo. As células da camada interna do pericôndrio diferenciam-se em osteoblastos num ambiente vascular e formam um fino colar de matriz óssea à volta da região média do modelo. Nesta fase, o pericôndrio é referido como periósteo, uma vez que a diferenciação das células da camada interna do pericôndrio está a dar origem ao osso. Ocorre a vascularização do meio da cartilagem e os condroclastos reabsorvem a maior parte da matriz mineralizada da cartilagem. O colar ósseo mantém unida a haste, que foi enfraquecida pela desintegração da cartilagem. Assim, é criado mais espaço para o crescimento vascular.

Formação do botão periosteal:

Os capilares periosteais acompanhados por células osteogénicas invadem a cartilagem calcificada no meio do modelo e abastecem o seu interior. Os capilares periosteais crescem para o interior do modelo de cartilagem e iniciam o desenvolvimento de um centro de ossificação primário. As células osteogénicas no botão periosteal dão origem a osteoblastos que depositam matriz óssea na cartilagem calcificada residual. Isto resulta na formação de osso esponjoso que tem remanescentes de cartilagem calcificada. Esta é a espícula mista.

Formação da cavidade medular:

À medida que o centro de ossificação primária aumenta, espalhando-se proximal e distalmente, os osteoclastos quebram o osso esponjoso recém-formado e abrem uma cavidade medular no centro da haste. As células estaminais hematopoiéticas entram na cavidade medular, dando origem ao tecido mieloide.

As duas extremidades do osso em desenvolvimento são, nesta fase, ainda compostas inteiramente por cartilagem. A secção média do osso torna-se a diáfise e as extremidades cartilaginosas do osso tornam-se a epífise, pelo que o centro primário de ossificação é o centro de ossificação diafisário.

Formação do centro de ossificação secundário:

Ao nascimento, a maioria dos ossos longos tem uma diáfise óssea que envolve remanescentes de osso esponjoso, uma cavidade medular alargada e duas epífises cartilaginosas. Pouco antes ou depois do nascimento, surgem centros de ossificação secundários numa ou em ambas as epífises. Inicialmente, os condrócitos no meio das epífises hipertrofiam-se e amadurecem, e as divisórias da matriz entre as suas lacunas calcificam-se.

Os botões periosteais transportam células mesenquimatosas e vasos sanguíneos e aqui o osso esponjoso é mantido e não se forma uma cavidade medular na epífise. A ossificação espalha-se a partir do centro secundário em todas as direcções. Eventualmente, a cartilagem no meio da epífise é gradualmente substituída por osso esponjoso. Quando a ossificação secundária está completa, a cartilagem hialina permanece em dois locais - na superfície epifisária como superfície articular e na junção da diáfise e das placas epifisárias. Esta placa continua a formar nova cartilagem, que é substituída por osso, um processo que aumenta o comprimento do osso. Os ossos longos têm um ou dois centros de ossificação secundários. Os ossos curtos têm um centro de ossificação. A união dos centros primário e secundário é chamada de linha epifisária.

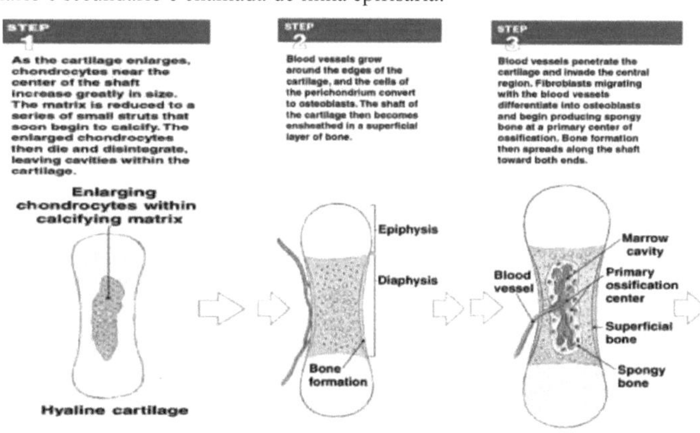

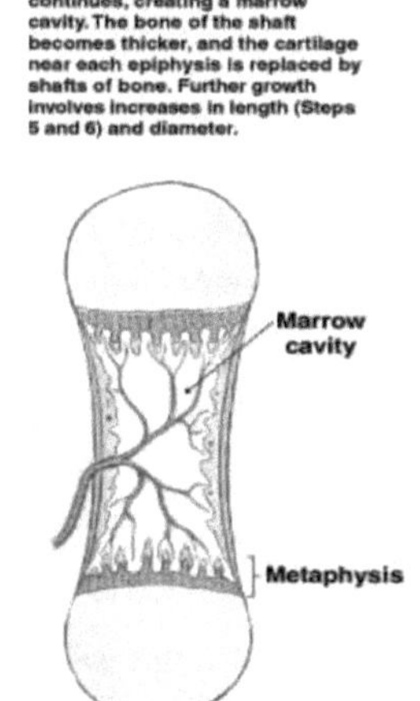

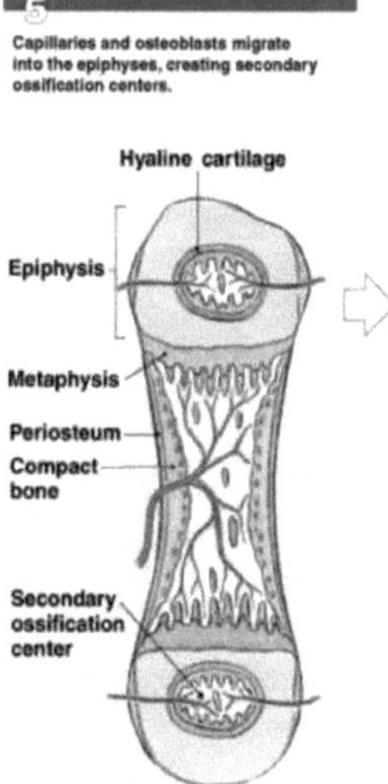

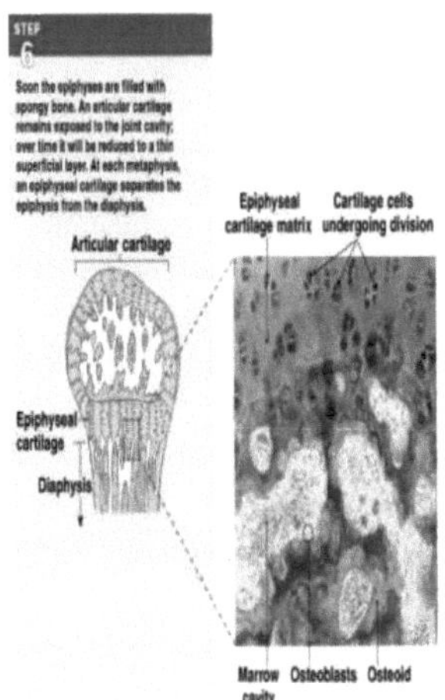

DINÂMICA ÓSSEA:[13]

A dinâmica do osso envolve três processos diferentes:

- Crescimento
- Modelação
- Remodelação

CRESCIMENTO DOS OSSOS:[1,14,15]

O crescimento ósseo pode ser de dois tipos:

- Apposicional = crescimento ósseo na superfície óssea pré-existente
- Intersticial = crescimento ósseo através da formação de nova cartilagem dentro da massa de cartilagem pré-existente

Crescimento dos ossos longos:

LARGURA --> Apposicional (osso)

COMPRIMENTO --> Intersticial (cartilagem)

Durante a infância, os ossos de todo o corpo aumentam de espessura por crescimento aposicional, e os ossos longos alongam-se pela adição de material ósseo à placa epifisária. Os ossos param de crescer em comprimento por volta dos 25 anos, embora possam continuar a engrossar.

CRESCIMENTO EM COMPRIMENTO:

A placa de crescimento epifisário é constituída por três tipos de tecidos: o componente cartilagíneo dividido em zonas distintas, o tecido ósseo da metáfise e o tecido fibroso que envolve a placa de crescimento. A matriz da cartilagem é composta principalmente por colagénios e proteoglicanos. Estas macromoléculas desempenham um papel fundamental no desenvolvimento e manutenção de uma variedade de funções, incluindo a resistência dos tecidos, a arquitetura e as interações entre células. O colagénio de tipo II é o mais abundante dos colagénios na placa de crescimento e, uma vez que se encontra quase exclusivamente na cartilagem, é um marcador fenotípico específico para os condrócitos. O colagénio tipo II é composto por três cadeias idênticas que se enrolam na hélice tripla caraterística da molécula de colagénio. As moléculas de colagénio de tipo II formam fibras em banda vistas ao microscópio eletrónico e são, por isso, classificadas como colagénio formador de fibras (classe I). No membro em desenvolvimento e em modelos de ossificação endocondral, a síntese de colagénio de tipo II pode ser correlacionada com a condrogénese. O procolagénio de tipo II pode ser expresso em duas formas, IIA ou IIB, devido ao splicing diferencial do ARN recentemente transcrito. Na coluna vertebral humana embrionária, a expressão do ARNm do tipo IIB está correlacionada com a síntese da matriz da cartilagem, enquanto o IIA é expresso nos pré-condrócitos, as células que rodeiam a cartilagem. O colagénio de tipo XI, também um colagénio de classe I, está presente na matriz da cartilagem e está integrado no interior das fibrilhas de colagénio de tipo II. A sua função não é conhecida. O colagénio de tipo IX também se encontra na cartilagem, mas não é um colagénio formador de fibras, uma vez que não forma agregados supramoleculares isoladamente. O tipo IX está associado ao exterior das moléculas de colagénio de tipo II e, uma vez que tem uma única cadeia lateral de glicosaminoglicano, é também um proteoglicano.

O colagénio de tipo X é um colagénio de cadeia curta, não formador de fibrilas, com uma distribuição tecidular restrita na região de calcificação hipertrófica das placas de crescimento no osso fetal e em desenvolvimento, onde representa 45% do colagénio total. Foi proposto que o colagénio de tipo X pode desempenhar um papel na regulação da mineralização da calcificação da cartilagem, no entanto, isto continua por provar.

O outro componente estrutural principal da cartilagem é o proteoglicano. Os proteoglicanos são proteínas com uma ou mais cadeias laterais de glicosaminoglicanos ligadas, por exemplo, sulfato de condroitina, sulfato de heparano, sulfato de dermatano. Estas cadeias laterais sulfatadas ocupam aproximadamente dois terços da região do terminal C da molécula, enquanto o outro terço, a porção rica em hidratos de carbono, se liga ao ácido hialurónico... O principal proteoglicano da cartilagem é o aggrecan, um proteoglicano de grandes dimensões composto por aproximadamente 90% de cadeias de sulfato de condroitina. O aggrecan encontra-se sob a forma de agregados multi-moleculares compostos por muitos monómeros de proteoglicanos (até 100) ligados ao hialuronano. Uma pequena proteína de ligação ajuda a estabilizar o agregado. A síntese de aggrecan é outro marcador específico do fenótipo dos condrócitos.

Outro componente importante da matriz é a enzima fosfatase alcalina (ALP). A ALP é abundante nas vesículas da matriz e na membrana plasmática dos condrócitos em maturação e é necessária no processo de calcificação, embora o mecanismo exato de ação permaneça pouco claro Os condrócitos da placa de crescimento estão organizados em diferentes zonas, sendo que cada população de células faz parte de uma fase diferente de maturação na sequência endocondral.

ZONA DE CARTILAGEM EM REPOUSO;[1,16,17]

A zona de repouso situa-se imediatamente adjacente à epífise óssea secundária. Vários termos têm sido aplicados a esta zona, incluindo zona de repouso, zona de células cartilagíneas de pequenas dimensões e zona germinal. Estas parecem armazenar lípidos e outros materiais e talvez sejam mantidas em reserva para necessidades nutricionais posteriores. As células desta zona são esféricas, existem individualmente ou em pares, são relativamente poucas quando comparadas com o número de células de outras zonas e estão separadas umas das outras por mais matriz extracelular do que as células de qualquer outra zona. A microscopia eletrónica revela que estas células contêm retículo endoplasmático abundante, uma indicação clara de que estão a sintetizar proteínas ativamente. Contêm mais corpos lipídicos e vacúolos do que as células de outras zonas, mas contêm menos glucose-6-fosfato desidrogenase, desidrogenase láctica, desidrogenase málica e fosfoglucoisomerase. A zona também contém a menor quantidade de fosfatase alcalina e ácida, fosfato total e inorgânico, cálcio, cloreto, potássio e magnésio. A matriz na zona de reserva contém menos lípidos, glicosaminoglicanos, polissacáridos proteicos, humidade e cinzas do que a matriz em qualquer outra zona. Apresenta menor incorporação de radiosulfur (35S) do que qualquer outra zona e também apresenta menor atividade de isozima do que as outras zonas. Contém o maior teor de hidroxiprolina de todas as zonas da placa. As fibrilhas de colagénio na matriz apresentam uma distribuição e orientação aleatórias. Também se observam vesículas de matriz na matriz, mas são em menor número do que noutras zonas. A matriz apresenta uma reação histoquímica positiva para a presença de um mucopolissacárido neutro ou de um proteoglicano agregado.

ZONA DE CARTILAGEM EM PROLIFERAÇÃO;[1,16,17]

Os condrócitos esféricos, simples ou emparelhados da zona de reserva dão lugar a condrócitos achatados na zona proliferativa. Estão alinhados em colunas longitudinais com o eixo longo das células perpendicular ao eixo longo do osso.

A zona de proliferação contém o teor mais elevado de hexosamina, pirofosfato inorgânico, sódio, cloreto e potássio. Tem também o nível mais elevado de atividade da isozima.

Os condrócitos na zona proliferativa são, com poucas excepções, as únicas células na porção de cartilagem da placa de crescimento que se dividem. A célula superior de cada coluna é a verdadeira célula "mãe" da cartilagem de cada coluna, e é o início ou o topo da zona proliferativa que é a verdadeira camada germinativa da placa de crescimento.
O crescimento longitudinal na placa de crescimento é igual à taxa de produção de novos condrócitos na parte superior da zona de proliferação multiplicada pelo tamanho máximo dos condrócitos na parte inferior da zona hipertrófica.

A matriz da zona de proliferação contém fibrilas de colagénio, distribuídas aleatoriamente, e vesículas de matriz, confinadas principalmente aos septos longitudinais. A matriz apresenta uma reação histoquímica positiva para um mucopolissacárido neutro ou um proteoglicano agregado.

Assim, a função da zona proliferativa é dupla: produção de matriz e proliferação celular. A combinação destas duas funções equivale a um crescimento linear ou longitudinal. É paradoxal que, embora esta condrogénese ou crescimento da cartilagem seja a única responsável pelo aumento do crescimento linear do osso longo, a porção de cartilagem da placa não aumente em comprimento. Este facto deve-se, naturalmente, à invasão vascular que ocorre a partir da metáfise, com a consequente remoção dos condrócitos na parte inferior da zona hipertrófica, eventos que, na placa de crescimento normal, equilibram de forma requintada a taxa de produção de cartilagem.

ZONA DE CARTILAGEM HIPERTRÓFICA:[1,16,17]

Os condrócitos achatados na zona proliferativa tornam-se esféricos e muito aumentados na zona hipertrófica. Estas alterações na morfologia das células são bastante abruptas, e normalmente é possível determinar o fim da zona proliferativa e o início da zona hipertrófica com uma precisão de uma a duas células. Na altura em que o condrócito médio atinge o fundo da zona hipertrófica, já aumentou cerca de cinco vezes mais do que o seu tamanho na zona proliferativa.

Na microscopia ótica, os condrócitos na zona hipertrófica aparecem vacuolados. Na parte inferior da zona, essa vacuolização torna-se extensa, ocorre fragmentação nuclear e as células parecem inviáveis. Na parte inferior de cada coluna de células, as lacunas aparecem vazias e são desprovidas de qualquer conteúdo celular.

Na microscopia eletrónica, os condrócitos na metade superior da zona hipertrófica parecem normais e contêm o complemento total dos componentes citoplasmáticos. No entanto, na metade inferior da zona, o citoplasma contém buracos que ocupam mais de 58% da coluna citoplasmática total. Obviamente, são os buracos e não os vacúolos que explicam a "vacuolação" observada na microscopia ótica. A microscopia eletrónica também mostra que o glicogénio é abundante nos condrócitos na metade superior da zona, diminui rapidamente no meio da zona e desaparece completamente das células na parte inferior da zona. A última célula na base de cada coluna de células é claramente inviável e mostra uma fragmentação extensa da membrana celular e do envelope nuclear com perda de todos os componentes citoplasmáticos, exceto algumas mitocôndrias e restos dispersos de retículo endoplasmático. Claramente, o destino final do condrócito hipertrófico é a morte.

ZONA DE MATRIZ CALCIFICADA :[1,16,17]

A calcificação da matriz ocorre em septos longitudinais entre as colunas de condrócitos, e esta matriz calcificada torna-se o suporte para a deposição óssea na metáfise. A zona hipertrófica contém os níveis mais elevados de fosfatase alcalina. A visão tradicional era que estas células eram metabolicamente muito inactivas e que o aumento da vacuolização indicava morte por hipoxia. No entanto, estas células estão claramente envolvidas ativamente na síntese de colagénio tipo X e tipo II. Melhorias nas técnicas de fixação da placa de crescimento que retêm a morfologia dos condrócitos levaram à proposta de que um condrócito terminal passa a maior parte da sua vida como uma célula totalmente viável indistinguível dos condrócitos hipertróficos posicionados mais proximamente na placa de crescimento. As células morrem então por apoptose, uma forma biológica distinta de morte celular, que dura aproximadamente 18% do tempo de vida de um condrócito terminal. A apoptose pode ser desencadeada pela vasculatura metafisária para além do último septo de cartilagem intacto

ZONA DE JUNÇÃO DA PLACA DE CRESCIMENTO COM A METÁFISE:[1,17]

Região onde ocorre a transição da cartilagem para o osso. A lise dos condrócitos é evidente nas lacunas vazias invadidas por alças endoteliais vasculares. A região vascular da cartilagem calcificada é o esponjoso primário, sobre o qual os osteoblastos depositam osso não mineralizado, o osteoide. A formação do osso metafisário está associada à expressão do ARNm do procolagénio do tipo I nas lacunas vazias, no osteoide, no osso e no pericôndrio. O colagénio do tipo I, um marcador do fenótipo dos osteoblastos, é imunolocalizado nas mesmas áreas, enquanto os colagénios dos tipos II e X têm imunolocalização restrita aos remanescentes trabeculares da cartilagem calcificada no interior do osso esponjoso.O osso metafisário tecido recém-formado é gradualmente substituído por osso lamelar após a degradação osteoclástica da matriz óssea e a remoção condroclástica das trabéculas de cartilagem remanescentes. Ao mesmo tempo, a remodelação externa do osso é provocada pela reabsorção óssea osteoclástica superficial e pela formação de osso de aposição por osteoblastos derivados do perióste.

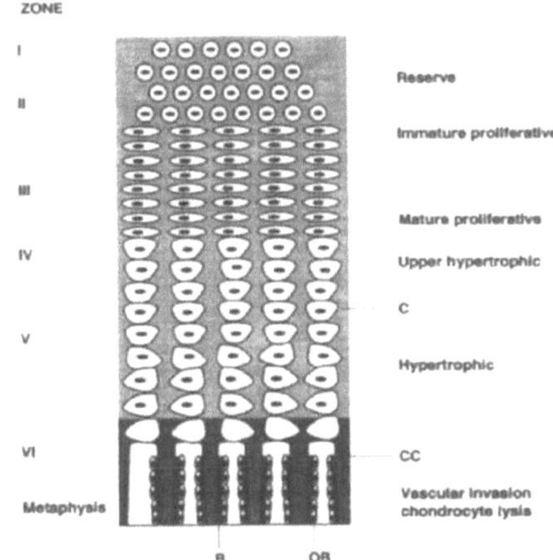

COMPONENTES FIBROSOS E FIBROCARTILAGINOSOS[1]

A placa de crescimento típica de um osso longo é circundada na sua periferia por um sulco de células em forma de cunha, designado por sulco de ossificação, e por um anel ou banda de tecido fibroso e osso, designado por anel pericondrial. Ranvier, o primeiro a descrever estas estruturas, concentrou o seu estudo nas células do sulco.

O sulco de ossificação contém células redondas a ovais que, à microscopia ótica, parecem fluir do sulco para a cartilagem ao nível do início da

zona de reserva. A função do sulco de Ranvier é contribuir com condrócitos para a placa de crescimento para o crescimento em diâmetro, ou crescimento latitudinal, da placa.

Foram identificados três grupos de células no sulco de ossificação: um grupo de células densamente compactadas que pareciam ser células progenitoras para osteoblastos que formam a banda óssea no anel pericondrial; um grupo de células indiferenciadas e fibroblastos que contribuem para a condrogénese de aposição e, por conseguinte, para o crescimento em largura da placa de crescimento; e fibroblastos no meio de folhas de colagénio que cobrem o sulco e o fixam firmemente ao pericôndrio da cartilagem hialina acima da placa de crescimento.

O anel pericondrial é uma banda fibrosa densa que circunda a placa de crescimento na junção osso-cartilagem e na qual as fibras de colagénio correm verticalmente, obliquamente e circunferencialmente. É contínuo, numa extremidade, com o grupo de fibroblastos e fibras de colagénio no sulco de ossificação e, na outra extremidade, com o periósteo e o osso subperiosteal da metáfise

Assim, a função do sulco de ossificação é fornecer condrócitos para o crescimento em largura da placa de crescimento, e a função do anel pericondrial é atuar como uma membrana limitadora que fornece suporte mecânico à placa de crescimento.

A atividade da placa epifisária é a única forma de a diáfise poder aumentar de comprimento. À medida que o osso cresce, os condrócitos proliferam no lado epifisário da placa. Os novos condrócitos cobrem os mais antigos, que são destruídos pelo processo de calcificação. Desta forma, a cartilagem é substituída por osso no lado diafisário da placa, mantendo-se a espessura constante, mas aumentando o comprimento. Entre os 18 e os 25 anos, as placas epifisárias fecham-se, deixam de se dividir e o osso substitui a cartilagem. Esta desaparece, deixando um traço ósseo chamado linha epifisária.

Capítulo 3

CRESCIMENTO DA ESPESSURA:[1,4]

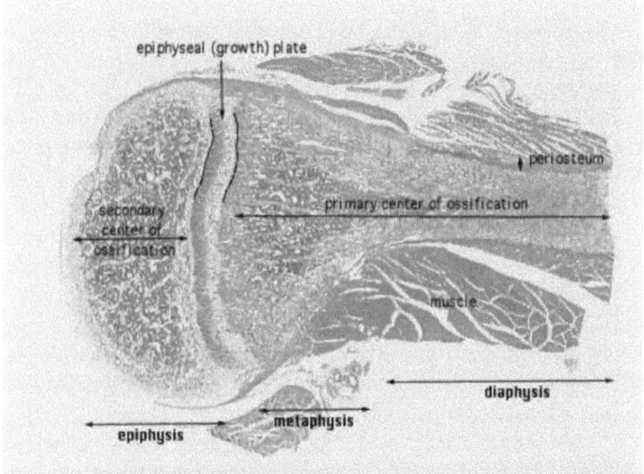

O osso pode aumentar de espessura por crescimento aposicional. Na superfície óssea, as células periosteais diferenciam-se em osteoblastos, que armazenam fibras de colagénio e outras moléculas orgânicas que formam a matriz óssea. Este processo forma cristas ósseas em ambos os lados de um vaso sanguíneo periosteal. As cristas aumentam lentamente de tamanho e criam um sulco no vaso sanguíneo periosteal. Por fim, as cristas dobram-se e fundem-se, e o sulco transforma-se num túnel que envolve o vaso sanguíneo. O antigo periósteo transforma-se agora no endósteo que envolve o vaso sanguíneo. A deposição de osso pelos osteoblastos do endósteo forma novas lamelas concêntricas. A formação de novas lamelas concêntricas prossegue para o interior em direção ao vaso sanguíneo periosteal. Enquanto o osso se forma, os osteoblastos sob o periósteo depositam novas lamelas circunferenciais externas, aumentando ainda mais a espessura do osso. À medida que um novo tecido ósseo é depositado na superfície exterior do osso, o tecido ósseo que reveste a cavidade medular é destruído pelos osteoclastos no endósteo.

FACTORES QUE AFECTAM O CRESCIMENTO ÓSSEO:

A regulação do crescimento somático pós-natal é complexa. Factores genéticos, nutricionais e hormonais exercem funções reguladoras

Hormonas reguladoras do cálcio

Três hormonas reguladoras do cálcio desempenham um papel importante na produção de um osso saudável: 1) a hormona paratiroide ou PTH, que mantém o nível de cálcio e estimula tanto a reabsorção como a formação do osso; 2) o calcitriol, a hormona derivada da vitamina D, que estimula os intestinos a absorverem cálcio e fósforo suficientes e também afecta diretamente o osso; e 3) a calcitonina, que inibe a degradação óssea e pode proteger contra níveis excessivamente elevados de cálcio no sangue.

Hormona paratiroideia ou PTH

A PTH é produzida por quatro pequenas glândulas adjacentes à glândula tiroide. Estas glândulas controlam com precisão o nível de cálcio no sangue. São sensíveis a pequenas

A PTH actua sobre os rins para conservar o cálcio e estimular a produção de calcitriol, o que aumenta a absorção intestinal de cálcio. A PTH actua nos rins para conservar o cálcio e para estimular a produção de calcitriol, o que aumenta a absorção intestinal de cálcio. A PTH também actua no osso para aumentar o movimento do cálcio do osso para o sangue. A produção excessiva de PTH, normalmente devida a um pequeno tumor das glândulas paratiróides, é designada por hiperparatiroidismo e pode levar à perda óssea. A PTH estimula a formação e a reabsorção óssea. Nos últimos anos, foi identificada uma segunda hormona relacionada com a PTH, denominada proteína relacionada com a hormona paratiroideia (PTHrP). Esta hormona regula normalmente o desenvolvimento da cartilagem e do osso no feto, mas pode ser produzida em excesso por indivíduos que têm certos tipos de cancro. A PTHrP actua então como a PTH, provocando uma degradação óssea excessiva e níveis anormalmente elevados de cálcio no sangue, a chamada hipercalcemia maligna.

Calcitriol

O calcitriol é a hormona produzida a partir da vitamina D. O calcitriol, também denominado 1,25 di-hidroxi vitamina D, é formado a partir da vitamina D por enzimas do fígado e do rim. O calcitriol actua em muitos tecidos diferentes, mas a sua ação mais importante é aumentar a absorção intestinal de cálcio e fósforo, fornecendo assim minerais para o esqueleto. Tecnicamente, a vitamina D não deveria ser chamada de vitamina, uma vez que não é um elemento alimentar essencial e pode ser produzida na pele através da ação da luz ultravioleta do sol sobre o colesterol. A deficiência de vitamina D conduz a uma doença de mineralização defeituosa, denominada raquitismo nas crianças e osteomalácia nos adultos. Estas condições podem resultar em dores nos ossos, arqueamento e deformações das pernas e fracturas. O tratamento com vitamina D pode restaurar o fornecimento de cálcio e reduzir a perda óssea.

Calcitonina

A calcitonina é uma terceira hormona reguladora do cálcio produzida pelas células da glândula tiroide, embora por células diferentes das que produzem as hormonas da tiroide. A calcitonina pode bloquear a degradação óssea ao inativar os osteoclastos, mas este efeito pode ser relativamente transitório em humanos adultos. A calcitonina pode ser mais importante para manter o desenvolvimento ósseo e os níveis normais de cálcio no sangue no início da vida. Os excessos ou deficiências de calcitonina nos adultos não causam problemas na manutenção da concentração de cálcio no sangue ou na resistência do osso. No entanto, a calcitonina pode ser utilizada como medicamento para o tratamento de doenças ósseas.

Hormonas sexuais

Para além das hormonas reguladoras do cálcio, as hormonas sexuais são também extremamente importantes na regulação do crescimento do esqueleto e na manutenção da massa e da resistência do osso. Tanto a hormona feminina estrogénio como a hormona masculina testosterona têm efeitos nos ossos de homens e mulheres. O estrogénio produzido nas crianças e no início da puberdade pode aumentar o crescimento ósseo. A concentração elevada que ocorre no final da puberdade tem um efeito especial - isto é, impede o crescimento em altura, fechando as placas de cartilagem nas extremidades do osso longo que anteriormente permitiam que os ossos crescessem em comprimento. O estrogénio actua tanto nos osteoclastos como nos osteoblastos para inibir a degradação óssea em todas as fases da vida. Os estrogénios podem também estimular a formação óssea. A diminuição acentuada dos estrogénios na menopausa está associada a uma rápida perda óssea. A testosterona é importante para o crescimento do esqueleto, quer devido aos seus efeitos diretos no osso, quer devido à sua capacidade de estimular o crescimento muscular, que exerce uma maior pressão sobre o osso, aumentando assim a formação óssea. A testosterona é também uma fonte de estrogénio no organismo; é convertida em estrogénio nas células adiposas. Este estrogénio é importante para os ossos tanto dos homens como das mulheres. De facto, os homens mais velhos têm níveis mais elevados de estrogénio em circulação do que as mulheres pós-menopáusicas.

Hormona de crescimento

É um importante regulador do crescimento do esqueleto. Actua estimulando a produção de outra hormona chamada fator de crescimento semelhante à insulina-1 (IGF-1), que é produzida em grandes quantidades no fígado e libertada na circulação. O IGF-1 é também produzido localmente noutros tecidos, em particular no osso, também sob o controlo da hormona do crescimento. A hormona do crescimento pode também afetar diretamente o osso - isto é, não através do IGF-1. A hormona do crescimento é essencial para o crescimento e acelera o crescimento do esqueleto na puberdade. A diminuição da produção da hormona do crescimento e do IGF-1 com a idade pode ser responsável pela incapacidade dos indivíduos mais velhos de formarem osso rapidamente ou de substituírem o osso perdido por reabsorção. O sistema hormona do crescimento/IGF-1 estimula tanto as células reabsorventes como as células formadoras de osso, mas o efeito dominante é na formação óssea, resultando assim num aumento da massa óssea.

Hormonas da tiroide

Aumentam a produção de energia de todas as células do organismo, incluindo as células ósseas. Aumentam as taxas de formação e de reabsorção óssea. A deficiência de hormona tiroideia pode prejudicar o crescimento das crianças, ao passo que quantidades excessivas de hormona tiroideia podem causar demasiada degradação óssea e enfraquecer o esqueleto. A hormona hipofisária que controla a glândula tiroide, a tirotropina ou TSH, também pode ter efeitos diretos no osso.

Cortisol

O cortisol, a principal hormona da glândula suprarrenal, é um regulador crítico do metabolismo e é importante para a capacidade do organismo de responder ao stress e às lesões. Tem efeitos complexos no esqueleto: pequenas quantidades são necessárias para o desenvolvimento normal dos ossos, mas grandes quantidades bloqueiam o crescimento ósseo. Podem causar perda óssea devido à diminuição da formação óssea e ao aumento da degradação óssea, o que leva a um risco elevado de fratura. A insulina é importante para o crescimento ósseo, e a resposta a outros factores que estimulam o crescimento ósseo é prejudicada em indivíduos com deficiência de insulina. Uma hormona recentemente descoberta nas células adiposas, a leptina, também demonstrou ter efeitos no osso.

Factores locais na regulação do crescimento[1,18]

Os factores locais são necessários para a comunicação intercelular e incluem as citocinas e os factores de crescimento. Uma citocina pode ser definida como um produto celular solúvel de baixo peso molecular que afecta a atividade de outras células locais de uma forma parácrina; pode atuar na sua célula de origem através de um mecanismo autócrino ou, através da libertação na circulação, pode afetar células num local distante, comportando-se como agentes endócrinos clássicos. Nos tecidos duros existe outro mecanismo de controlo, em que os factores de crescimento produzidos localmente, ou os que se encontram na circulação, são incorporados na matriz mineralizada e libertados durante a dissolução da matriz pelos osteoclastos ou condroclastos. O termo citocina é agora geralmente utilizado para incluir moléculas que foram originalmente definidas como factores de crescimento, por exemplo, os factores de crescimento semelhantes à insulina (IGFs), os factores de crescimento transformadores (TGF alfa e TGF beta), o fator de crescimento derivado das plaquetas (PDGF) e os factores de crescimento dos fibroblastos (FGFs)

Mediadores locais nos tecidos esqueléticos

Fator	**Expressão de ARNm ou proteína em células ósseas e cartilagíneas**
Factores de crescimento	
Factores de crescimento semelhantes à insulina (IGF-I & II)	Osteoblastos (OB) e condrócitos (C)
Factores de crescimento transformadores (TGFbs 1-3)	OB & C
Factores de crescimento de fibroblastos ácidos e básicos (aFGF & bFGF)	OB & C
Fator de crescimento derivado de plaquetas (PDGF)	OB

Proteínas morfogenéticas ósseas BMPs 1-7	OB
Interleucinas (IL)	
IL-1 b	OB & C
IL-3 (Multi CSF)	OB
IL-4	
IL-6	OB & C
IL-8	OB & C
Factores de necrose tumoral	
TNFa	OB
TNFb	
Interferões	
IFNg	
Factores estimulantes de colónias	
GM-CSF	OB & C
M-CSF	OB & C

Outros	
Prostaglandinas	OB & C
PTH-RP	OB & C
CGRP	

Factores de crescimento semelhantes à insulina (IGF-I e IGF-II)

De entre os factores de crescimento, os que têm efeitos mais potentes no crescimento do tecido esquelético são os IGF, anteriormente conhecidos como somatomedinas. Os principais factores que regulam as concentrações de IGF no soro são a hormona de crescimento, a ingestão nutricional e as hormonas da tiroide, sendo estas últimas necessárias para a secreção da hormona de crescimento. O ponto de vista tradicional era que a hormona do crescimento actuava indiretamente na placa de crescimento através do IGF-I, um potente mitogénio para os condrócitos da placa de crescimento. No entanto, há cada vez mais provas de que a hormona de crescimento tem efeitos diretos na placa de crescimento.

Os condrócitos da placa de crescimento, os IGFs sintetizados localmente e os IGFs circulantes retidos na matriz óssea são importantes na regulação da remodelação óssea. Os osteoblastos sintetizam IGFs; as células ósseas humanas produzem mais IGF-II do que IGF-I, e na matriz óssea humana o IGF-II está presente em concentrações 10-15 vezes superiores às do IGF-I. Tanto o IGF-I como o IGF-II estimulam a proliferação dos osteoblastos e dos condrócitos, induzem a diferenciação dos osteoblastos e mantêm o fenótipo dos condrócitos. Alguns dos efeitos anabólicos da PTH e dos estrogénios no osso podem ser provocados por alterações na síntese local de IGFs. As concentrações locais de IGFs serão também reguladas pela síntese osteoblástica de proteínas de ligação (IGFBPs), sendo a própria síntese de IGFBPs alterada pela hormona do crescimento e pelo estradiol

Factores de crescimento transformadores (TGFs)

Os TGFs têm diversos efeitos sobre o crescimento e a diferenciação em tipos de células normais e neoplásicas. Os mais importantes no tecido esquelético são os membros da família de genes TGF-P, que inclui as activinas, as inibinas, a substância inibidora da mulleriana, as proteínas morfogenéticas ósseas (BMPs), o produto do complexo do gene decapentaplegic da drosófila (dpp) e os produtos do gene Vgr dos mamíferos. Foram isoladas pelo menos três isoformas de TGF-P em tecidos de mamíferos (TGF-P). Existe uma identidade de sequência considerável e efeitos biológicos partilhados entre estas isoformas. O TGF-P é produzido por vários tipos de células, sendo a matriz óssea uma das fontes mais abundantes tanto de TGF-P1 como de TGF-P2. A regulação do TGF-P, tal como a de muitas citocinas, não ocorre apenas a nível transcricional ou translacional; é segregado e armazenado numa forma latente que requer ativação para se tornar funcional. Existem provas consideráveis de que o TGF- 0 desempenha um papel na morfogénese, na regulação da ossificação endocondral e na remodelação óssea. . O TGF-0 regula a síntese de colagénio pelos condrócitos da placa de crescimento, aumentando a síntese do colagénio de tipo I em relação ao colagénio de tipo II, pelo que pode controlar a mineralização através da regulação da diferenciação dos condrócitos hipertróficos. Os efeitos do TGF-0 na ossificação endocondral podem ser a estimulação do crescimento na célula indiferenciada, com efeitos diferentes no condrócito terminalmente diferenciado. O TGF- 0 tem um papel a desempenhar na regulação da remodelação óssea, tendo efeitos na proliferação e diferenciação das células osteoblásticas. O TGF- 0 inibe a reabsorção óssea induzida por interleucina-1 e 1,25(OH)2D3 e a formação de células multinucleadas semelhantes a osteoclastos num sistema de cultura de medula óssea humana. Estes diversos efeitos do TGF-0 nas células ósseas levaram à hipótese de que o TGF-0 pode ter um papel no acoplamento da formação óssea à reabsorção óssea. Um mecanismo proposto é que, durante a reabsorção óssea, o TGF- 0 latente é libertado da matriz óssea e ativado (possivelmente pelo baixo pH e/ou proteases), para atuar localmente nas células ósseas.

Proteínas morfogenéticas ósseas (BMPs)

Esta grande família de proteínas tem suscitado um interesse considerável no domínio das células ósseas, desde a descoberta de que a implantação de matriz desmineralizada em locais subcutâneos ou intramusculares conduz à formação óssea. Os factores da matriz óssea responsáveis por esta indução da formação óssea foram designados por proteínas morfogenéticas ósseas (BMPs). Atualmente, sabe-se que existem 7 membros desta família (BMPs 1-7); todos, exceto a BMPi, são membros da família TGF-0. A BMPi foi classificada como uma nova proteína reguladora. O mapeamento cromossómico demonstrou que os genes BMP2A e BMP3 se situam em regiões conservadas entre o rato e o homem, enquanto que o gene BMPi não o faz.As BMPs são as únicas moléculas até agora descobertas capazes de induzir independentemente a ossificação endocondral *in vivo*. O TGF- 0i e o TGF- 02 reforçam as propriedades osteoindutoras das BMPs; As formas recombinantes de BMP2 e BMP4 induzem a formação de osso ectópico, e a BMP2 cura defeitos ósseos corticais através de um processo endocondral. A BMP2 estimula o crescimento e a diferenciação dos condrócitos da placa de crescimento *in vitro* e resulta no desenvolvimento do fenótipo osteoblástico numa linha celular pluripotencial de rato.) Linhas indirectas de evidência demonstram que as BMPs têm um papel crítico no desenvolvimento ósseo. Em primeiro lugar, a proteína codificada pelo locus decapentaplegic (dpp) em *Drosophila* é um membro da família TGF-0 com 75% de homologia de sequência com a BMP2, sugerindo um gene ancestral comum. As anomalias de desenvolvimento produzidas por mutações no gene dpp são semelhantes aos padrões de expressão da fibrodisplasia ossificante progressiva, uma doença de desenvolvimento caracterizada por deformações das mãos e dos pés e condrogénese heterotópica. Além disso, as localizações cromossómicas dos genes BMP sobrepõem-se aos loci de várias doenças da cartilagem e da formação óssea. Um estudo recente forneceu provas mais diretas de que a BMP2, juntamente com o fator de crescimento dos fibroblastos-4, é importante na regulação do crescimento dos membros no embrião de rato.

Fator de crescimento de fibroblastos (FGF)

Os FGFs são potentes mitogénios para osteoblastos, condrócitos e células endoteliais, e estimulam a proliferação de células mesenquimatosas no membro em desenvolvimento, o que leva ao crescimento do membro. Há cada vez mais provas de que o FGF básico (bFGF) também é importante em fases posteriores do crescimento ósseo. O bFGF interage com duas classes de locais de ligação nos condrócitos da placa de crescimento bovina: um recetor de bFGF de alta afinidade e um local de ligação semelhante à heparina de baixa afinidade. Deste modo, o FGF libertado do condrócito em degeneração pode atuar como mitogénio para os vasos metafisários (uma vez que o FGF é um potente fator angiogénico) e para as células da linhagem dos osteoclastos.) Durante a remodelação óssea, o FGF sintetizado pelos osteoblastos e armazenado na matriz óssea pode ser libertado após a reabsorção óssea osteoclástica. O FGF ativado pode então ser importante para estimular a formação óssea através do aumento do número de células precursoras osteoblásticas. O bFGF não tem qualquer efeito na diferenciação dos osteoblastos.

Fator de crescimento derivado das plaquetas (PDGF*)*

O PDGF, um péptido dimérico de 30 kDa, foi inicialmente isolado das plaquetas humanas e sabe-se que existe nas formas homo e heterodimérica. O PDGF foi encontrado em extractos de matriz óssea e é segregado por células de osteossarcoma humano e osteoblastos de rato não transformados. No entanto, a sua síntese por osteoblastos ou condrócitos humanos normais não foi registada. O PDGF localizado na matriz óssea pode estar sequestrado da circulação sistémica. O PDGF é mitogénico para os osteoblastos, fibroblastos e células periosteais, embora seja possível que alguns destes efeitos sejam mediados pelo IGF-I, uma vez que o PDGF aumenta a síntese de IGF-I nas células mesenquimatosas. Ambas as formas homodiméricas do PDGF ligam-se e aumentam a síntese de ADN nos condrócitos da placa de crescimento, tendo um efeito aditivo com o IGF-1. Na criança com atraso de crescimento, em que a doença pode ser um fator contribuinte significativo, os efeitos das citocinas na placa de crescimento ósseo podem ser de particular importância. Por exemplo, na osteoporose pós-menopausa, a produção de citocinas pelas células circulantes pode estar alterada, e acredita-se que este mecanismo seja importante na dissociação entre a formação e a reabsorção óssea caraterística desta doença.

Factores de necrose tumoral (TNF)

Existem formas alfa e beta do TNF e, embora haja apenas 28% de identidade de sequência, partilham os mesmos receptores e a sua gama de actividades biológicas sobrepõe-se, com muitas funções semelhantes às da IL-1. Existe uma segunda forma do recetor do TNF que se liga ao TNF circulante e que é libertada após a clivagem do recetor extracelular de superfície celular do TNF. O TNFa é produzido pela maioria dos tipos de células, incluindo os osteoblastos, em resposta a uma série de sinais não específicos. O TNFb só é induzido por antigénios específicos e só foi demonstrado que é sintetizado por células T activadas. Nos tecidos esqueléticos, os TNF estimulam a reabsorção do osso e da cartilagem e a divisão celular. Uma vez que o TNFa induz a neovascularização *in vivo,* pode funcionar com outros factores locais, incluindo o FGF e o TGFa, para estimular a invasão vascular da placa de crescimento.

Interleucina 1 (IL-1)

A IL-1 existe em duas formas de 17 kDa, alfa e beta, que têm um espetro semelhante de atividade biológica, mas pouca homologia de sequência. A IL-1 foi originalmente isolada a partir de células da série dos monócitos, mas foi subsequentemente demonstrado que é expressa pela maioria dos tipos de células, incluindo osteoblastos humanos. A gama de efeitos biológicos da IL-1 é extensa, sendo as actividades anteriormente atribuídas ao mediador endógeno dos leucócitos (LEM), ao fator das células mononucleares (MCF), ao fator de ativação dos osteoclastos (OAF) e à catabolina agora conhecidas como sendo as da IL-1. Existem provas de que pode existir uma forma solúvel do recetor de IL-1. O indutor mais potente da síntese de IL-1 é a endotoxina, mas também é induzida por uma série de outras citocinas e de forma autócrina pela IL-1. A IL-1b estimula o osso e aumenta a proliferação de células osteoblásticas e a produção de outras citocinas pelos osteoblastos. O ARNm da IL-1 foi localizado na zona de cartilagem calcificada da placa de crescimento e, juntamente com as BMP, aumenta a formação de osso ectópico e a formação de cartilagem. Uma vez que a IL-1 suprime a proliferação celular e a síntese de proteoglicanos nos condrócitos e diminui a síntese de colagénio dos tipos II e IX, pode suprimir o fenótipo da cartilagem na zona hipertrófica que precede o início da mineralização. A síntese local de IL-1 e TNFa pode também ser importante na remodelação da matriz na metáfise, através da estimulação da síntese de enzimas proteases pelas células do osso e da cartilagem.

Interleucina 6 (IL-6)

A IL-6 é uma proteína de 23-28 kDa produzida por muitos tipos de células, incluindo fibroblastos, células ósseas e de cartilagem, bem como monócitos. A síntese nas células osteoblásticas é estimulada por uma série de factores, incluindo a IL-1 e a PTH. A considerável sobreposição das actividades biológicas da IL-6 e da IL-1 levou à sugestão de que a IL-6 medeia algumas das acções da IL-1. Foram demonstrados efeitos diretos em células de osteossarcoma, embora não tenha sido demonstrado que afecte o crescimento ou a diferenciação celular em culturas primárias de osteoblastos humanos.

Interleucina 8 (IL-8)

A IL-8, ou fator de ativação de neutrófilos (NAF), é um mediador inflamatório produzido por uma grande variedade de tipos de células. A IL-8 é um potente atrativo para os neutrófilos e pode ter um papel importante em doenças como a artrite reumatoide e a osteoartrite. Outros membros da família do supergene IL-8 podem também ter efeitos nos tecidos conjuntivos, incluindo o fator quimiotático e ativador de monócitos (MCAF), a proteína inflamatória de macrófagos (MIP-2) e o fator-4 plaquetário.

Interferões (IFN)

Trata-se de uma família de moléculas que são potentes inibidores da proliferação de células malignas e normais. Existem três tipos, alfa, beta e gama, e destes apenas o IFNg tem efeitos osteotrópicos significativos. Pensa-se que o seu papel principal é o de antagonista da reabsorção óssea induzida pela IL-1 e pelo TNFa. O IFNg inibe a reabsorção óssea, em parte, através da inibição da formação de osteoclastos a partir de precursores.

Factores estimuladores de colónias (CSFs)

Estas moléculas são importantes na diferenciação hematopoiética e as mais estudadas em relação ao osso são o monócito/macrófago CSF (M-CSF), o granulócito-macrófago (GM-CSF) e o multi-CSF (IL-3), devido ao pressuposto de que os osteoclastos e os monócitos partilham um antepassado comum. Tanto o GM-CSF como o M-CSF são produzidos por células estromais da medula óssea e sabe-se que o M-CSF é necessário para o desenvolvimento normal dos osteoclastos

Peptídeo relacionado com a hormona paratiroideia (PTHrP)

A PTHrP é um péptido estreitamente relacionado com a PTH que é produzido por tecidos normais, com efeitos semelhantes aos da PTH no osso. Foi estabelecido como tendo um papel importante na regulação da hipercalcémia que está associada a algumas doenças malignas. A PTHrP foi também identificada como uma hormona fetal que pode regular o fluxo de cálcio placentário (Ca^{2+}). Este péptido pode também ter um papel importante no desenvolvimento do esqueleto, tendo sido localizado no osso embrionário.

Peptídeo relacionado com o gene da calcitonina (CGRP)

Este péptido é um produto separado do gene da calcitonina. Há cada vez mais provas que sugerem a sua importância na regulação local dos tecidos esqueléticos. O CGRP inibe a reabsorção óssea, tem efeitos nas células dos osteoblastos e pode regular a síntese de citocinas pelos precursores dos osteoblastos. A sua localização nas células nervosas é uma evidência de um potencial papel como modulador neurogénico das células ósseas

TEORIAS DO CRESCIMENTO ÓSSEO[14,15]

TEORIA DA MATRIZ FUNCIONAL

Moss formulou a teoria da matriz funcional e afirmou o seguinte.

"Não há influência genética direta no tamanho, forma ou posição dos tecidos esqueléticos, apenas no início da ossificação.

De acordo com Moss, a cabeça foi concebida para desempenhar funções como a integração neural, a respiração, a digestão, a audição, o olfato e a fala, cada uma delas realizada por determinados (tecidos e espaços) na cabeça. Estes tecidos e espaços são designados por componentes cranianos funcionais. Assim, o componente que lida com a fala é constituído por lábios, dentes, língua, cavidade oral, cavidade nasal, etc. A unidade esquelética está subordinada e apoia a matriz funcional; o tecido ósseo permite que a matriz funcione. Como consequência, as células do osso não precisam de ter informação genética para a orientação morfológica; a matriz funcional fornecerá a direção.

Para compreender a forma como a matriz influencia o tamanho e a forma do osso, é melhor considerar dois tipos de matriz funcional e dois tipos de unidades esqueléticas: o primeiro tipo de matriz funcional é designado por periósteo. A matriz periosteal afecta uma micro unidade esquelética. Um dente é responsável pelo osso alveolar que o suporta; extrai-se o dente (matriz funcional periosteal) e a unidade microesquelética (o processo alveolar imediato) desaparece O segundo tipo é designado por capsular, onde se incluem as massas e o espaço circundado pela cápsula. Por exemplo: a massa neural está contida numa cápsula de couro cabeludo, duramater (etc.) Estas cápsulas tendem a influenciar as unidades macro-esqueléticas, o que significa que partes de vários ossos são afectadas simultaneamente. A massa neural, no interior da sua cápsula, provoca uma reação nas superfícies da calvária que transcende uma área localizada. Como resultado, a aposição no occipital, no temporal parietal e no frontal ocorre como se todos fossem um único osso. Esta partilha de reação por vários ossos adjacentes constitui uma unidade macro-esquelética.

A PERSPECTIVA DE VAN LIMBORG SOBRE O CRESCIMENTO CRANIOFACIAL

De acordo com van Limborg, a origem embriológica dos componentes do crânio determina o tipo de crescimento que aí ocorre. A base cartilaginosa, a cápsula nasal e as cápsulas óticas são locais de ossificação endocondral e tornam-se conhecidas como condrocrânios. Todos os ossos que se desenvolvem a partir destes precursores de cartilagem têm, durante um período de tempo variável, a capacidade de expansão intersticial enquanto estão a crescer. A deposição direta de osso, a ossificação intramembranosa, forma o calvário, a face média e a mandíbula, uma agregação denominada desmocrânio.

SICHER

Sicher afirmou que o destino do tecido do crânio é controlado, em grande parte, pela sua própria informação genética intrínseca. Na opinião de Sicher, os elementos formadores de osso (cartilagem, suturas e periósteo) são centros de crescimento. Por exemplo, as suturas que ligam o complexo maxilar ao crânio podem tanto conduzir a face média para baixo através da proliferação celular como determinar a extensão da atividade através da sua composição genética. Esta teoria falha porque a independência do crescimento do crânio não pode ser demonstrada de forma consistente. Estudos demonstraram que as órbitas existem apenas para abrigar o olho. A manipulação dos primórdios do olho no embrião pode criar um animal com uma, duas ou até três órbitas. No período pós-natal, o olho continua a afetar o osso circundante. Se o olho for enucleado e não for substituído por uma prótese, a órbita deixará de se expandir. Estes e outros dados não são consistentes com uma teoria genética totalmente intrínseca

SCOTT

A sua teoria descreve a cartilagem e o periósteo como centros de crescimento e classifica as suturas como passivas e secundárias. Scott correlacionou o crescimento sutural com a atividade das sincondroses e com o crescimento de outros tecidos, como o cérebro. Alguns factores locais podem também modificar o processo. Van Limborg considera que o periósteo deve ser incluído na mesma categoria que as suturas, uma vez que não pode haver muita diferença no seu perfil celular

MODELAÇÃO E RE-MODELAÇÃO [1,4]

O processo de construção do esqueleto e de remodelação contínua para responder a sinais internos e externos é levado a cabo por células especializadas que podem ser activadas para formar ou decompor o osso. Tanto a modelação como a remodelação envolvem as células que formam o osso, denominadas osteoblastos, e as células que decompõem o osso, denominadas osteoclastos. Na remodelação existe uma importante interação local entre os osteoblastos ou os seus precursores (as células que se transformarão em osteoblastos ao adquirirem funções mais especializadas - um processo denominado diferenciação) e os osteoclastos ou os seus precursores. Uma vez que a remodelação é a principal forma de alteração do osso nos adultos e que as anomalias na remodelação são a principal causa de doença óssea, é extremamente importante compreender este processo. Os osteoblastos são derivados de células precursoras que também podem ser estimuladas para se tornarem músculo, gordura ou cartilagem; no entanto, nas condições certas, estas células mudam (ou diferenciam-se) para formar osso novo, produzindo o colagénio que forma o suporte ou matriz óssea. Este mineral rico em cálcio e fosfato é adicionado à matriz para formar o tecido duro, mas resistente, que é o osso saudável. Os osteoblastos depositam o osso em camadas ordenadas que adicionam força à matriz. Alguns dos osteoblastos são enterrados na matriz enquanto esta está a ser produzida e são agora chamados osteócitos. Outros permanecem como células finas que cobrem a superfície e são designados por células de revestimento. Os osteócitos são as células mais numerosas do osso e estão amplamente ligados entre si e à superfície dos osteoblastos por uma rede de pequenos e finos prolongamentos. Esta rede é fundamental para a capacidade de reação do osso às forças mecânicas e às lesões.

Quando o esqueleto é sujeito a um impacto, há um movimento fluido em torno dos osteócitos e das extensões de células longas que fornece sinais às células ósseas na superfície para alterar a sua atividade, quer em termos de alterações na reabsorção óssea quer na formação. A incapacidade dos osteoblastos para produzir uma matriz normal ocorre numa doença congénita da molécula de colagénio chamada osteogénese imperfeita. A formação inadequada da matriz óssea também ocorre na osteoporose, particularmente na forma de osteoporose produzida por um excesso de hormonas supra-renais, denominada osteoporose induzida por glucocorticóides. Esta forma de osteoporose difere da osteoporose primária e da maioria das outras formas de osteoporose secundária porque, na osteoporose induzida por glucocorticóides, a inibição da formação óssea é o mecanismo dominante para o enfraquecimento do esqueleto. Os osteoclastos removem o osso dissolvendo o mineral e quebrando a matriz num processo que é chamado de reabsorção óssea. Os osteoclastos provêm das mesmas células precursoras da medula óssea que produzem os glóbulos brancos. Estas células precursoras podem também circular no sangue e estar disponíveis em diferentes locais que necessitem de degradação óssea. Os osteoclastos são formados pela fusão de pequenas células precursoras em células grandes e altamente activas com muitos núcleos. Estas células grandes podem fixar-se ao osso, selar uma área na superfície e desenvolver uma região de intensa atividade em que a superfície celular é altamente irregular, denominada bordo rugoso. Esta borda rugosa contém moléculas de transporte que transferem iões de hidrogénio das células para a superfície do osso, onde podem dissolver o mineral. Para além disso, são segregados pacotes de enzimas a partir do bordo rugoso que podem decompor a matriz. A decomposição excessiva do osso pelos osteoclastos é uma causa importante da fragilidade óssea, não só na osteoporose, mas também noutras doenças ósseas, como o hiperparatiroidismo, a doença de Paget e a displasia fibrosa.

A remoção e substituição do osso no ciclo de remodelação ocorre numa sequência cuidadosamente orquestrada que envolve a comunicação entre células das linhagens de osteoblastos e osteoclastos. É controlada por factores locais e sistémicos que regulam a remodelação óssea para cumprir as suas funções estruturais e metabólicas. A ativação deste processo envolve uma interação entre as células da linhagem osteoblástica e os precursores que se tornarão osteoclastos. Não se sabe o que pára este processo, mas a maquinaria dos osteoclastos abranda claramente e os osteoclastos morrem por um processo que se designa por morte celular programada. Assim, a quantidade de osso removido pode ser controlada alterando a taxa de produção de novos osteoclastos, bloqueando a sua atividade ou alterando o seu tempo de vida. A maioria dos tratamentos actuais para a osteoporose actua abrandando a degradação óssea osteoclástica através da utilização de agentes anti-reabsortivos. As fases de ativação e reabsorção são seguidas por uma breve fase de reversão. Durante a fase de reversão, a superfície reabsorvida é preparada para a fase de formação subsequente, em parte através da produção de uma fina camada de proteína, rica em açúcares, que é designada por linha de cimento e ajuda a formar uma forte ligação entre o osso antigo e o osso recém-formado. Estas três fases são relativamente rápidas, durando provavelmente apenas 2 a 3 semanas nos seres humanos. A fase final da formação óssea demora muito mais tempo, podendo durar até 3 ou 4 meses. Assim, a remodelação ativa em muitos locais pode enfraquecer o osso durante um período de tempo considerável (mesmo que a formação acabe por ser recuperada), uma vez que se formam muitos defeitos na estrutura óssea que ainda não foram preenchidos. A formação é levada a cabo por grandes osteoblastos activos que depositam sucessivas camadas de matriz de uma forma ordenada que proporciona uma força adicional. A adição de minerais à matriz de colagénio completa o processo de formação de um osso forte. Qualquer erro neste processo complexo pode conduzir a doenças ósseas. Uma vez que a remodelação serve tanto as funções estruturais como metabólicas do esqueleto, pode ser estimulada tanto pelas hormonas que regulam o metabolismo mineral como por cargas mecânicas e danos locais que actuam através de factores locais. A reparação de danos locais é uma função importante da remodelação. Ao longo do tempo, pequenas tensões repetidas no esqueleto podem produzir áreas de osso defeituoso, designadas por microdanos. A substituição desse osso danificado pela remodelação restaura a resistência óssea. Os sinais para estas respostas são provavelmente desenvolvidos pela rede de osteócitos e osteoblastos, que, através das suas múltiplas ligações, podem detetar alterações na tensão exercida sobre o osso e na saúde das pequenas áreas de microdanos. Os factores que afectam a formação, a atividade e o tempo de vida dos osteoclastos e osteoblastos, à medida que se desenvolvem a partir de células precursoras, podem afetar o ciclo de remodelação. Foram desenvolvidos fármacos que actuam desta forma, com o objetivo de reduzir a perda óssea ou aumentar a formação óssea e manter a saúde do esqueleto.

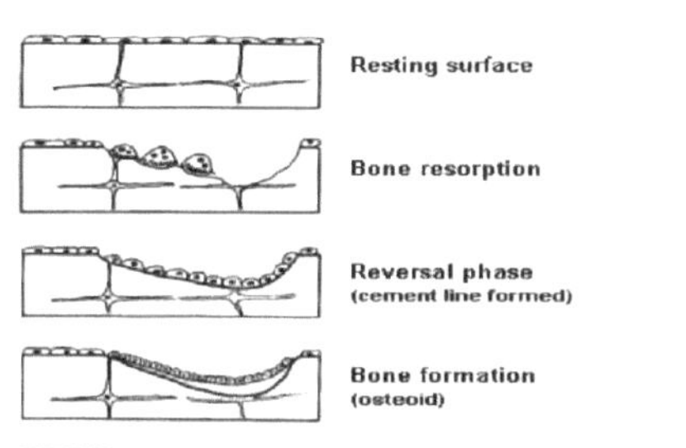
Resting surface
Bone resorption
Reversal phase
(cement line formed)
Bone formation
(osteoid)

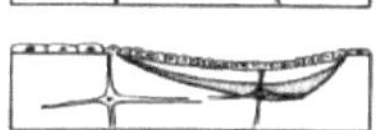
Bone formation
(osteoid-mineralization front)

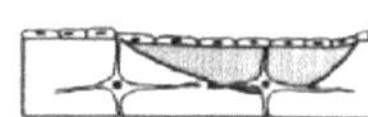
Resting surface
(new packet)

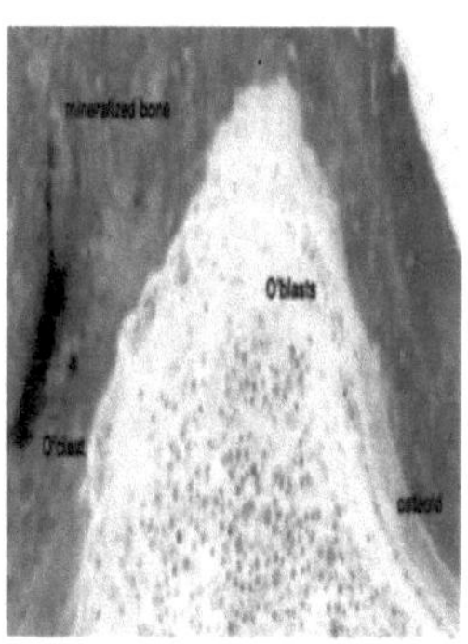
mineralized bone
O'blasts
O'clast
osteoid

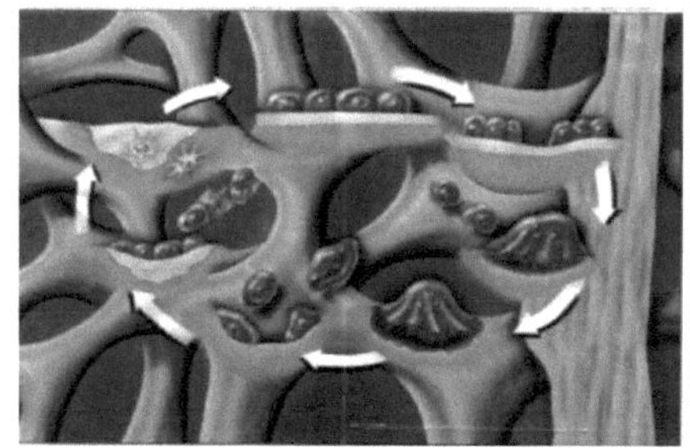

Capítulo 4

FUNÇÕES DO OSSO;[1,2,7,8,9]

Suporte _-- O osso fornece uma estrutura para o corpo, suportando os tecidos moles e fornecendo pontos de fixação para os tendões da maioria dos músculos esqueléticos.

Proteção -- Os ossos protegem muito bem muitos órgãos internos de lesões, como os ossos cranianos protegem o cérebro, as vértebras protegem a medula espinal e a caixa torácica protege o coração e os pulmões.

Movimento : A maioria dos músculos esqueléticos liga-se aos ossos. Quando os músculos se contraem, puxam os ossos para ativar os sistemas de alavanca, produzindo-se assim o movimento. Por isso, é conhecido como sistema músculo-esquelético

Homeostase mineral: O tecido ósseo armazena uma série de minerais, nomeadamente cálcio e fósforo, que contribuem para a resistência do osso. Sob o controlo do sistema endócrino, o osso liberta os minerais para o sangue ou armazena-os na matriz óssea para manter os equilíbrios minerais críticos. Por exemplo, na gravidez, as necessidades de cálcio do feto requerem uma dieta adequada e, após a menopausa, o controlo hormonal dos níveis de cálcio pode ser prejudicado: o cálcio é lixiviado, deixando os ossos osteoporóticos quebradiços.

Produção de células sanguíneas: Em certas partes dos ossos, um tecido conjuntivo chamado medula óssea vermelha produz glóbulos vermelhos, glóbulos brancos e plaquetas através de um processo chamado hemopoiese. A medula óssea vermelha, um dos dois tipos de medula óssea, consiste em células sanguíneas em desenvolvimento dentro de uma rede de fibras reticulares. Também estão presentes adipócitos, macrófagos e fibroblastos.

Armazenamento de triglicéridos: No recém-nascido, toda a medula óssea é vermelha e está envolvida na hemopoiese. No entanto, com o aumento da idade, a produção de células sanguíneas diminui e a maior parte da medula óssea passa de vermelha a amarela. A medula óssea amarela é constituída principalmente por adipócitos e poucas células sanguíneas dispersas.

METABOLISMO DO CÁLCIO E DO FOSFATO[1,2,20,21]

O metabolismo do cálcio e do fosfato baseia-se num equilíbrio entre a absorção intestinal, a mineralização e desmineralização óssea e a filtração e reabsorção urinária. Os principais reguladores diretos deste equilíbrio (para além da ingestão alimentar) são a hormona paratiroide (PTH) e o 1,25 (OH)2-cholecalciferol (também conhecido por calcitriol), com uma pequena contribuição da calcitonina.

METABOLISMO DO CÁLCIO

4

A concentração de cálcio ionizado (1 mmol/L) no fluido extracelular (ECF) é 10 vezes superior à concentração de cálcio ionizado no fluido intracelular (ICF), variando esta última durante o funcionamento normal até 10 vezes (por exemplo, de 10 para 10 mmol/L). O cálcio não ionizado encontra-se predominantemente no osso, desempenhando uma importante função estrutural no corpo humano, enquanto o cálcio ionizado é responsável por uma variedade de efeitos fisiológicos caraterísticos do tipo de célula (por exemplo, secreção, formação de impulsos neuromusculares, funções contrácteis, coagulação). O cálcio plasmático normal, que consiste em cálcio ligado a proteínas, ionizado e complexado, varia entre 2,10 e 2,55 mmol/L. O cálcio ionizado plasmático normal varia entre 1,15 e 1,30 mmol/L.

NECESSIDADES DIETÉTICAS

Os homens adultos normais necessitam de cerca de 0,8 gm/dia. As crianças, as grávidas e as mães lactantes necessitam de mais. Se a ingestão de cálcio na dieta for baixa, a absorção de cálcio pelo intestino torna-se muito ávida, ao passo que se a ingestão de cálcio na dieta for elevada, a absorção intestinal de cálcio torna-se fraca. Este ajuste da absorção é possível através da alteração da disponibilidade de 1,25 dihidroxicolecalciferol (derivado da vitamina D)

As duas principais fontes de cálcio na dieta são (i) o leite e (ii) os vegetais verdes. No entanto, os legumes verdes contêm "ácido fítico", que retarda o metabolismo do cálcio, mas muitos legumes verdes também contêm uma enzima fitase que divide e anula o ácido fítico.

ABSORÇÃO :EQUILÍBRIO DO CÁLCIO

O cálcio é também segregado nos vários sucos gastrointestinais, o que se junta ao cálcio dietético. Uma parte deste cálcio combinado (dietético + dos sucos gastrointestinais) e a quantidade de cálcio fecal são excretados através das fezes. Em doses dietéticas de cerca de 0,5 gm/dia, a excreção diária de cálcio fecal é de cerca de 400 mgm. O resto do cálcio é absorvido. Em adultos saudáveis, a excreção urinária de cálcio é de cerca de 100 mgm/dia, pelo que não há acumulação nem perda de cálcio no organismo. Neste estado, diz-se que o indivíduo está em equilíbrio de cálcio.

Numa criança em crescimento, existe um balanço positivo de cálcio, ou seja, o valor combinado do cálcio fecal e do cálcio urinário é inferior à ingestão de cálcio da dieta. O balanço positivo de cálcio ocorre quando os ossos estão a depositar cálcio, ou seja, quando estão a crescer. Pelo contrário, em algumas doenças dos ossos, há uma perda líquida de cálcio do organismo e diz-se que o homem está num balanço negativo de cálcio.

Dois mecanismos são responsáveis pela absorção de cálcio(i) Transporte ativo, em que a absorção de cálcio ocorre contra um gradiente de concentração e depende do 1,25 dihidroxicolecalciferol. O transporte ativo ocorre no duodeno (ii) O transporte passivo ocorre mais abaixo no intestino delgado e a quantidade absorvida por este processo é muito pequena (cerca de 15%)

Todas as condições que diminuem a disponibilidade do 1,25 dihidroxicolecalciferol reduzem a absorção de cálcio, pelo que o raquitismo e o dano renal avançado são causas importantes de redução da absorção de cálcio.

SÉRUM CÁLCIO

O valor normal do cálcio sérico é de 10 mgms/100ml, sendo o intervalo de 9-11 mgms/100ml. Cerca de metade deste valor ocorre na forma ionizada, que é a forma ativa. Dos restantes 50%, a maior parte, ou seja, cerca de 4mgm/100ml, encontra-se ligada às proteínas séricas e o restante encontra-se complexado com citrato e fosfato. A quantidade combinada de cálcio complexado (citrato e fosfato) e cálcio ionizável é o cálcio ultrafiltrável do soro (fração difusível)

Por conseguinte, em condições de desnutrição proteica grave, a fração de cálcio ligado às proteínas torna-se muito baixa, mas a fração ionizada permanece normal. A fração de cálcio ligado às proteínas é fisiologicamente inativa, ao passo que a fração ionizada é ativa, pelo que, embora o valor do cálcio sérico total seja muito baixo em caso de deficiência proteica grave, o doente não sofre de síndrome de deficiência de cálcio.

A fração de cálcio ligado às proteínas aumenta à custa da fração ionizada, quando o pH sanguíneo se torna elevado, pelo que, em alcalosia, o doente pode apresentar sinais de deficiência de cálcio no FEC (tetania), embora o cálcio total permaneça dentro dos limites normais.

FUNÇÕES DO CÁLCIO

- O cálcio é o principal mineral presente no osso e confere-lhe a sua dureza.
  O osso é um tecido vivo e quando existe uma deficiência de Ca^{++} no ECF, ocorre a reabsorção de cálcio do osso para manter o nível de cálcio sérico. Por outro lado, quando o cálcio sérico é elevado, o Ca^{++} do soro é depositado no osso. O osso actua, assim, como um reservatório de cálcio. Os dentes também contêm uma elevada proporção de cálcio.
- O Ca++ é essencial para as contracções musculares, para as actividades das enzimas da coagulação sanguínea, para a ativação de enzimas digestivas como a tripsina e a amilase.
- O Ca++ actua como segundo mensageiro em algumas acções hormonais.
- Alguns neurotransmissores são armazenados normalmente nas vesículas dos terminais nervosos e a sua descarga requer a presença de cálcio.
- É necessária uma concentração óptima de Ca++ no ECF para o funcionamento correto do sistema neuromuscular. Se a concentração de Ca^{++} for baixa, o sistema neuromuscular torna-se hiperirritável e, consequentemente, é provável que se desenvolva tetania. Pelo contrário, um excesso de $Ca^{++\,i}$ no ECF torna o sistema neuromuscular sedado (hipoirritado)

REGULAÇÃO DO CÁLCIO IONIZADO NO FLUIDO EXTRACELULAR

Na saúde, o cálcio ionizado plasmático não varia mais de 5% e é mantido em grande parte pelas acções da PTH e da vitamina D. A calcitonina não regula normalmente os níveis de cálcio plasmático e só é segregada quando existe hipercalcemia.

Hormona paratiroideia

O principal fator que controla a secreção de PTH é o cálcio ionizado no plasma, que estimula o recetor sensível ao cálcio na membrana celular da célula principal da paratiroide para inibir a secreção de PTH com hipercalcemia e promover a secreção de PTH com hipocalcemia. A produção de PTH é inibida pela 1,25 (OH) D_{23} . Os principais locais de ação da PTH são o osso e o rim. O magnésio também é necessário para o funcionamento normal da PTH, uma vez que a hipomagnesémia pode causar hipocalcémia devido a uma síntese e/ou libertação de PTH prejudicada e a uma ação periférica prejudicada da PTH.

Osso: A PTH actua num recetor da membrana celular do osteoblasto, activando a adenilato ciclase e aumentando o AMPc intracelular, o que aumenta a permeabilidade da célula ao cálcio. O aumento do cálcio citosólico ativa uma bomba que conduz o cálcio do osso para o ECF. A bomba é reforçada por 1,25 (OH) D_{23} . Um aumento da atividade da bomba está associado a um aumento da fosfatase alcalina plasmática.

Rim: A PTH actua num recetor da membrana dos túbulos renais, activando a adenilato ciclase e aumentando o AMPc intracelular (e na urina) que, por sua vez, diminui a reabsorção de fosfato dos túbulos renais proximais (bem como de HCO_3). A PTH também aumenta a reabsorção de cálcio no néfron distal e estimula a conversão da 1a -hidroxilase do 25 hidroxicolecalciferol (25 $(OH)D_3$) em 1,25 (OH) D_{23} , actuando assim indiretamente no trato gastrointestinal ao aumentar a absorção de cálcio.

Vitamina D

A principal ação da 1,25 (OH) D_{23} é aumentar o cálcio e o fosfato do ECF, aumentando diretamente a absorção de cálcio e fosfato do intestino. Para tal, liga-se a um recetor de esteróides para alterar a transcrição do ARNm, sendo que os ARNm produzidos controlam a formação das proteínas intracelulares calbindina-D (membros da superfamília da troponina-C de proteínas de ligação ao cálcio, que também inclui a calmo-dulina). No intestino, o aumento dos níveis de calbindina-D9k e de calbindina-D28k está associado a um aumento do transporte de cálcio, embora se desconheça o mecanismo exato pelo qual facilitam o transporte de cálcio. As proteínas calbindina-D podem também aumentar a absorção intestinal do magnésio, do zinco, do cobalto e do estrôncio. A 1,25 (OH) D_{23} facilita igualmente a mineralização osteoide normal, fornecendo concentrações suficientes de cálcio e de fosfato aos centros de calcificação. Também desmineraliza o osteoide ao aumentar a ação da PTH (embora também diminua a produção de PTH ao alterar a transcrição do gene da PTH) e pode aumentar a reabsorção de cálcio do néfron distal ao regular os níveis intracelulares de calbindina-D28k do néfron distal.

AT-10

Esta vitamina D sintética (um derivado fotoquímico do ergosterol) parece ter uma posição intermédia entre as acções das vitaminas D naturais e da hormona paratiroide. A sua ação para aumentar a absorção de cálcio a partir do intestino é superior ao efeito da hormona paratiroide (que é quase nulo), mas inferior ao das vitaminas D. A sua ação para provocar um aumento da excreção urinária de fosfato é consideravelmente superior à das vitaminas D, mas não é tão eficaz como a da hormona paratiroide. Para além do seu elevado custo e da necessidade de precaução na sua administração (para evitar uma hipercalcemia acentuada), pode ser utilizada como substituto da hormona paratiroide. **Calcitonina**

É segregado pelas células C da glândula tiroide, predominantemente quando o cálcio plasmático é superior a 2,45 mmol/L (ou seja, um cálcio ionizado plasmático de 1,15 mmol/L). Por conseguinte, o seu papel principal parece ser o controlo da hipercalcemia.

A gastrina, o glucagon e os agonistas beta-adrenérgicos também estimulam a secreção de calcitonina e podem desempenhar um papel na estimulação da calcitonina e na redução do cálcio plasmático na doença aguda. A calcitonina actua inibindo quase completamente a reabsorção óssea osteoclástica, reduzindo assim os níveis plasmáticos de cálcio e fosfato sem alterar os níveis plasmáticos de magnésio.

ACÇÃO DE OUTRAS HORMONAS

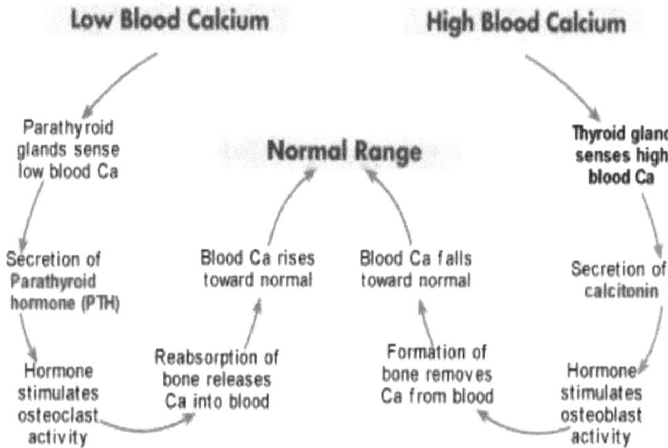

Os estrogénios diminuem a reabsorção óssea e estimulam a formação de novos ossos, ou têm uma tendência mais forte do que os androgénios para converter as proteínas armazenadas em osteoide, o que não exclui uma possível ação direta específica dos estrogénios, ou mesmo dos androgénios, sobre o metabolismo do cálcio na sua retenção pelas células tubulares renais.

Os esteróides supra-renais (especialmente os glucocorticóides), com a sua ação anti-anabólica e/ou catabólica sobre as proteínas, tendem a diminuir a formação da matriz óssea e talvez até a aumentar a reabsorção óssea, sendo o resultado final uma forte tendência para um balanço negativo de azoto e cálcio.

A tiroxina, devido ao rápido turnover proteico, produz um aumento da excreção urinária de cálcio e fósforo e tende a colocar o doente em equilíbrio negativo. A sua ação pode ser semelhante à dos glucocorticóides e/ou um efeito tubular renal direto.

METABOLISMO DO FOSFATO

DISTRIBUIÇÃO E IMPORTÂNCIA FISIOLÓGICA DO FÓSFORO

O fósforo tem muitas funções e está amplamente distribuído no organismo. A sua concentração no plasma é mais elevada no verão e mais baixa no inverno. Parece variar com a concentração de luz ultravioleta. Isto explica-se provavelmente pelo facto de os raios ultravioleta aumentarem a absorção de cálcio, permitindo a absorção de mais fósforo solúvel livre. A urina e as fezes em cada 24 horas contêm cerca de 1 grama de fósforo. A forma inorgânica existe como componente eletrolítico do fluido intracelular e da urina. Existe como iões de sais monobásicos e dibásicos de ácido ortofosfórico. As proporções reais destes dois sais variam com o pH do meio interno e desempenham um papel importante no equilíbrio ácido-base do organismo. A forma inorgânica está presente na complexa estrutura mineral de apatite do osso. O fósforo inorgânico participa na formação de moléculas complexas que constituem os principais iões negativos do espaço intracelular. É vital no processo de fosforilação nas várias fases do metabolismo dos hidratos de carbono para formar ligações de alta energia, e a subsequente libertação desta energia quando estas ligações se dividem.

O fósforo orgânico encontra-se nos fosfolípidos, como as lecitinas e as cefalinas, e nos ácidos nucleicos, nucleótidos, nucleoproteínas e em fosfoproteínas como a caseína. Está presente nos sistemas enzimáticos que contêm trifosfato e difosfato de adenosina, que, juntamente com a fosfocreatina, constituem as principais fontes de energia de ação rápida e imediatamente disponível. O fósforo inorgânico sanguíneo existe quase inteiramente na fração plasmática; na infância, a concentração é de cerca de 5-6,5 mg.% e diminui gradualmente até ao nível adulto de 3-4,5 mg.% (1,3-1,6 mM/litro, com uma valência de 1; ou 2,5-3,1 mEq./l. expresso como HPO4=/HPO4-, sendo a valência média de 1,8 a um pH de 7,4).

ABSORÇÃO DE FÓSFORO

Ao contrário do cálcio, o fósforo é absorvido mais tarde e mais abaixo no trato gastrointestinal. Isto é razoável, uma vez que os ésteres orgânicos de fosfato têm de ser divididos pela ação dos sucos pancreático e intestinal. É provável que os sais de sódio, potássio e ácido cálcico sejam absorvidos como tal por um processo de difusão. O papel da fosforilação no processo de absorção do fósforo não está ainda totalmente esclarecido. A vitamina D favorece a absorção do cálcio, pelo que este elemento será menos utilizado para se precipitar com o fósforo. Consequentemente, pode dizer-se que a vitamina D melhora indiretamente a absorção no trato gastrointestinal. A absorção do fósforo é diminuída pela ingestão de uma dieta com um rácio Ca/P elevado, uma vez que o excesso relativo de cálcio tende a precipitar o fósforo. A administração de catiões como o berílio, o estrôncio, o magnésio, o bário, o tálio e o alumínio provoca a formação de sais insolúveis e inabsorvíveis com o fósforo. Uma ingestão deficiente de vitamina D diminui indiretamente a absorção de fósforo.

EXCREÇÃO DE FÓSFORO

O fósforo é eliminado através dos intestinos e dos rins. Se a alimentação for equilibrada, o fósforo urinário representa cerca de 55% da excreção total. Se a ingestão de cálcio diminuir e se a ingestão de fósforo for constante, a quantidade de fósforo absorvida aumentará e a proporção da ingestão excretada na urina também aumentará. Assim, se a ingestão de fósforo for baixa, 70% do mesmo é excretado através da urina, e se for dada uma dieta pobre em cálcio/elevada em fósforo, 80%/o do fósforo aparece na urina. A proporção excretada nas fezes aumenta quando a dieta contém muito cálcio ou tem factores que tendem a inibir a absorção do fósforo. O fósforo urinário (cerca de 1 grama/24 horas) é derivado do fósforo inorgânico plasmático e da separação deste elemento dos seus ésteres orgânicos pela enzima fosfatase alcalina. O limiar renal deste elemento é de 2-3 mg por 100 c.c. de plasma, sendo a excreção reduzida ao mínimo em concentrações inferiores a este nível. Em caso de insuficiência funcional renal, como na glomerulonefrite, o fósforo urinário diminui e o fósforo livre aumenta de forma correspondente. O fósforo urinário aumenta com a administração de hormona paratiroide, tiroxina, glucocorticóides, ácidos ou alimentos formadores de ácido, AT-10 e com grandes doses de vitamina D. Na verdade, as evidências sugerem-'8 que, embora a vitamina D actue diretamente nos túbulos renais para diminuir a reabsorção de fósforo, pode atuar indiretamente através da inibição das glândulas paratiróides e causar um aumento da reabsorção urinária. Num determinado indivíduo, um dos efeitos pode predominar sobre o outro, ou podem equilibrar-se mutuamente.

FONTES ALIMENTARES DE FÓSFORO

O fósforo está presente em todos os alimentos naturais, principalmente no leite e seus produtos, na carne, no fígado, na gema de ovo, nos cereais, nos frutos secos e nas leguminosas. As dietas ricas em carne e leite proporcionam uma ingestão adequada de fósforo.

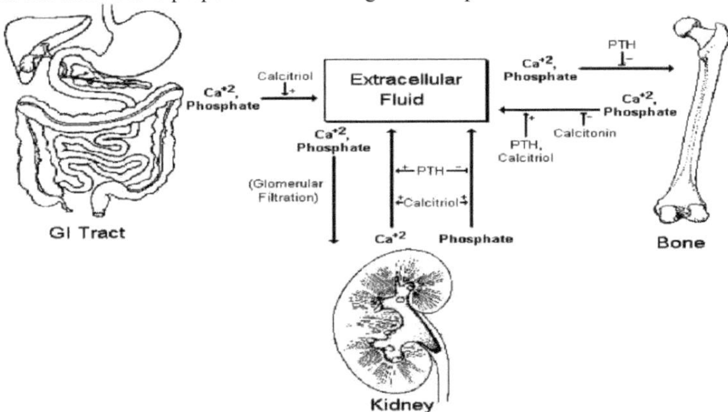

MINERALIZAÇÃO ÓSSEA[1,8,19]

O cálcio pode depositar-se tanto no interior das células como no compartimento extracelular.

No interior das células, os depósitos calcários apresentam-se inicialmente sob a forma de grânulos amorfos nas mitocôndrias. Estes pacotes de fosfato de cálcio podem depois ser translocados dos locais mitocondriais para a zona de mineralização extracelular. Parece começar na membrana e estender-se a aglomerados extravesiculares que depois coalescem numa massa extracelular contínua de tecido fortemente calcificado dentro e à volta das fibrilas de colagénio. Quando a precipitação das fibrilas de colagénio começa, estão inicialmente envolvidos locais específicos correspondentes às regiões dos orifícios. À medida que a mineralização progride, a periodicidade axial do colagénio é acentuada. A mineralização começa vários dias após a formação da matriz. A mineralização inicia-se vários dias após a formação da matriz e processa-se rapidamente, com cerca de 66% da quantidade final de mineral a ser depositada em poucas horas. Este processo de mineralização primária reflecte um número crescente de cristais. A fase de mineralização secundária subsequente ocorre durante períodos mais longos de meses. Toda a fase de mineralização é acompanhada pela perda de água e de proteínas não colagénicas. A nucleação heterogénea ocorre na superfície de partículas estranhas. Os melhores agentes de nucleação são os cristais do próprio composto precipitado. Estes incluem a formação de novos cristais por nucleação secundária. Após a nucleação, os cristais crescem até atingirem um tamanho crítico.

TEORIAS

Basicamente, as teorias sobre o fenómeno da mineralização podem ser classificadas em duas linhas: a primeira é a teoria físico-química, que envolve uma interação dos componentes da matriz orgânica; a segunda é a teoria celular, que envolve as actividades das células, organelos (mitocôndrias) e substâncias extracelulares (vesículas da matriz).

A **teoria celular** da calcificação tem a sua origem no trabalho de Robinson (1923) que identificou a enzima fosfatase alcalina no osso. Robinson colocou a hipótese de que esta enzima poderia produzir uma elevada conenetração localizada de fosfato quando lhe fosse fornecido um substrato adequado, isto é, ésteres de fosfato,A libertação de fosfato inoragânico resultaria na ultrapassagem do produto de solubilidade dos sais de fosfato de cálcio, resultando na precipitação destes sais. No entanto, tais substratos nunca foram encontrados. Esta enzima está invariavelmente presente nos locais de calcificação, mas também pode ser identificada em locais que não calcificam. A fosfatase alcalina pode remover inibidores de fosfato esterificado, tais como fosfatos de nucleótidos e pirofosfatos, ambos inibidores conhecidos dos processos de iniciação e crescimento de cristais.

Com base nas numerosas observações que demonstram a capacidade deste organelo para sequestrar cálcio, foi sugerido que as mitocôndrias funcionam normalmente como um meio de iniciar a formação de cristais no osso e na cartilagem. Desta forma, os osteoblastos poderiam armazenar cálcio e subsequentemente libertar micro pacotes de fosfato de cálcio amorfo, que se difundiriam para os locais de calcificação. No caso da teoria mitocondrial, pode-se argumentar o seguinte:

- Quando as mitocôndrias são isoladas e lhes é fornecida uma fonte de energia (ATP), iões de cálcio e um anião permeável, os organelos empanturram-se de cálcio. Se o fosfato inorgânico estiver presente, as mitocôndrias ficam cheias de um precipitado denso em electrões identificado como fosfato de cálcio amorfo e, ocasionalmente, apresentam alguns cristais de apatite.
- Em condições patológicas que tornem a membrana plasmática permeável, as mitocôndrias acabariam por se mineralizar. Esta mineralização é a base do mecanismo de calcificação na placa de crescimento epifisário, onde os condrócitos sofrem uma degeneração progressiva (rutura) caracterizada pela absorção e subsequente libertação de grânulos de cálcio mitocondriais na zona de calcificação extracelular.

Foi também demonstrado que outros organelos citoplasmáticos concentram iões de cálcio: a membrana plasmática - vesículas endocíticas - e o retículo endoplasmático especializado do dente de leite - o retículo sarcoplasmático -, tendo sido demonstrado que ambas as estruturas possuem uma ATPase de cálcio dirigida para o interior para a translocação dos iões de cálcio.

A nucleação secundária, através da formação de núcleos críticos que se separam das superfícies termodinamicamente instáveis dos cristais já formados, conduz a uma maior agregação de cristais em torno deste local inicial, levando assim à formação de nódulos de mineralização esferulítica: estes coalescem para dar origem a costuras de osso mineralizado, sendo a associação com as fibras de colagénio secundária. Estas "sementes" celulares derivadas dos osteoblastos estariam ausentes no tecido conjuntivo geral.

As vesículas são esferas ligadas à membrana com cerca de 0,1-0,2Lim de diâmetro. Os cristais de sais ósseos dentro das vesículas da matriz são frequentemente vistos primeiro em associação com a superfície interna da membrana da vesícula e subsequentemente acumulam-se nas vesículas.

As vesículas da matriz parecem ser os locais de formação mais precoce de cristais no osso recém-formado e, de facto, na mineralização inicial de todos os tecidos mineralizados dos vertebrados. Assim, as vesículas da matriz com propriedades semelhantes podem ser produzidas por condroblastos, odontoblastos e osteoblastos e a sua formação não é uniforme em torno da membrana celular, pensando-se que, em cada caso, são derivadas por brotamento polarizado da célula relevante.Como estão ligadas à membrana, as vesículas separam o ambiente interno do externo, e a superfície externa da vesícula é a mesma da célula. Apresentam atividade de fosfatase alcalina, adenosina 5' fosfato (ATP) asse, pirofosfatase inorgânica e pirofosfato de nucleósido triofosfato e contêm fosfolípidos ácidos. É possível que as vesículas da matriz forneçam as enzimas e o ambiente para concentrar o cálcio e o fosfato o suficiente para iniciar a cristalização, A atividade de fosfolípidos ácidos é possível que as vesículas da matriz forneçam enzimas e ambiente para concentrar cálcio e fosfato o suficiente para iniciar a cristalização.

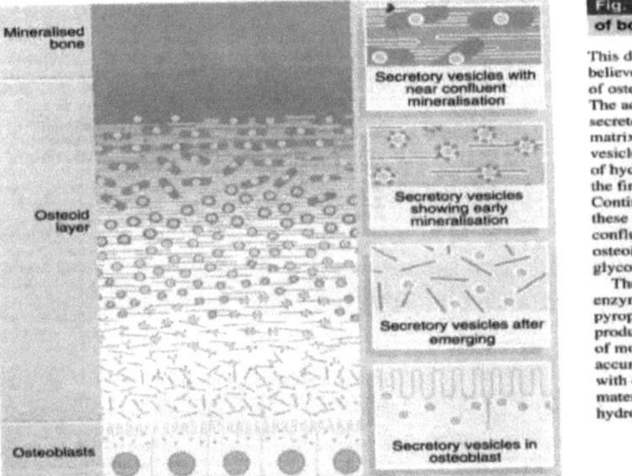

Fig. 10.16 Mineralisation of bone

This diagram shows the events believed to occur in the mineralisation of osteoid to form mineralised bone. The active cuboidal osteoblasts secrete osteoid collagen (red) but also matrix vesicles (yellow). The matrix vesicles are the focus for deposition of hydroxyapatite crystals (green), the first step in mineralisation. Continued accretion of mineral on these early foci leads eventually to confluent mineralisation of the osteoid collagen and supporting glycosaminoglycan matrix.

The matrix vesicles are rich in the enzymes alkaline phosphatase and pyrophosphatase which can both produce phosphate ions from a range of molecules. The phosphate ions accumulate in the matrix vesicles with calcium ions and form the raw material for the production of hydroxyapatite.

Em termos físico-químicos, pensou-se durante muitos anos que o colagénio poderia iniciar a cristalização através de um processo de epitaxia, ou seja, a deposição de fosfato de cálcio no colagénio, Os primeiros estudos microscópicos do colagénio com uma periodicidade axial de 600 a 700 A descreveram a presença de "zonas de orifício" de 6 A na região sem sobreposição da fibrila de colagénio e mostraram a presença de cristais de apatite nas zonas de orifício do osso embrionário em desenvolvimento.As experiências demonstraram que as preparações de colagénio purificado iniciam a formação de hidroxiapatite a partir de soluções metaestáveis com produtos de iões de fosfato de cálcio muito inferiores aos necessários para a precipitação espontânea. Devido a este facto, foi levantada a hipótese de o colagénio ósseo possuir algum complemento molecular que permita que esta forma sofra mineralização. Estas "moléculas auxiliares" especiais podem ser polipéptidos, polissacáridos, fosfoproteínas, etc. Em alternativa, a especificidade pode residir na presença de locais fosforilados na molécula de colagénio. Esta especificidade pode incluir a presença de uma elevada proporção de resíduos de fosfoserina, o que implica uma ligação covalente do cálcio ao fósforo durante a calcificação. A ligação covalente não envolveria epitaxia. Além disso, foi identificada no osso uma proteína de pequeno peso molecular que contém ácido gama-carboxiglutâmico (osteocalcina).

O principal problema que impede o reconhecimento universal do colagénio como sistema de nucleação é o facto de nem todos os colagénios, em diferentes locais, sofrerem nucleação espontânea e subsequente calcificação, e de certos colagénios se caracterizarem pela presença de moléculas específicas inibidoras da nucleação.

Para além do colagénio, foi levantada a hipótese de muitas outras preparações possuírem a capacidade de nucleação: tendão, fosfolípidos, proteolípidos, complexos fosfolípidos-fosfato de cálcio, lisozimas, proteínas não colagénicas e elastina.

Factores que influenciam a mineralização

Factores locais

Colagénio - O colagénio tem orifícios e poros nos quais podem ocorrer a nucleação, o crescimento de cristais, a nucleação secundária e a multiplicação da fase sólida.

Moléculas não colagénicas

Nome	Composição	Função possível
Osteopontina	Fosfoproteína	inibe o crescimento de cristais
Osteonectina	Fosfoproteína	inibe o crescimento de cristais
Proteína Sialo óssea	Glicoprotieno fosforilado	Nucleador para mineralização
Proteína GLA	Proteína e ácido y-carboxi-glutâmico	Regulador do crescimento de cristais
Biglycan e Decorin	Proteoglicanos de sulfato de condroitan Fosfolípidos Pirofosfato	Removido na frente de mineralização para permitir a mineralização ligação de cálcio na frente de mineralização. inibidor da calcificação

Factores de crescimento

FGF: Aumenta a população de precursores osteoblásticos e também aumenta a síntese de colagénio.

IGF :Aumenta a proliferação das células ósseas e a síntese proteica total.

TGF, PGDF: aumentam a proliferação de osteo-progenitores e a síntese proteica total.

Interleucina 1: Em doses baixas, estimula a síntese de colagénio, mas é inibidora em concentrações mais elevadas.

Fator de necrose tumoral: estimula a proliferação e a síntese de colagénio nos pré-osteoblastos

Factores sistémicos

PTH, 1,25 - Dihidroxi Vitamina D3, estrogénio

Papel dos fosfatos alcalinos

- Hidrolisa iões fosfato de radicais orgânicos a um pH alcalino
- Marcador da atividade dos osteoblastos.

Linhas incrementais

Devido a variações no grau de mineralização nos limites entre os períodos de atividade e de repouso.

FORNECIMENTO DE SANGUE E NUTRIÇÃO DOS OSSOS[1,2]

ARTÉRIA NUTRITIVA

Constitui a principal fonte de abastecimento durante o período de crescimento. Entra na haste através do forame nutritivo. A tortuosidade da artéria antes da entrada no forame impede que seja danificada e que a pressão sanguínea se altere durante as contracções musculares activas.

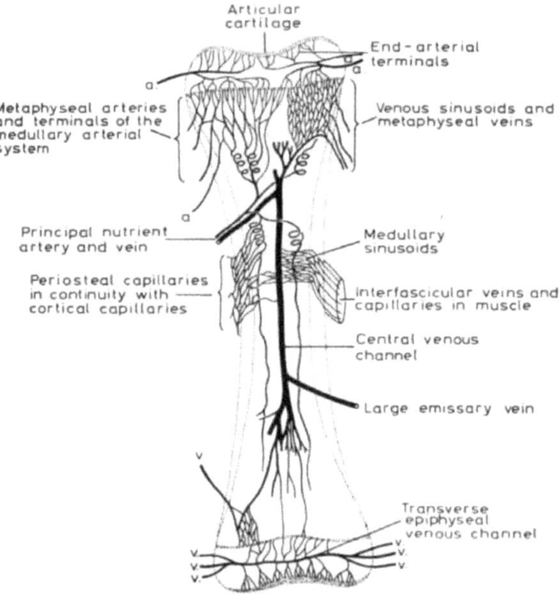

VASOS PERIOSTEAIS:-

São numerosos e transportados ao longo dos anexos musculares. Formam um plexo na camada interna do periósteo. Perfuram a parte externa do osso compacto e fornecem-lhe vasos comunicantes nos canais harvesianos, atravessando o canal de Volkmann.

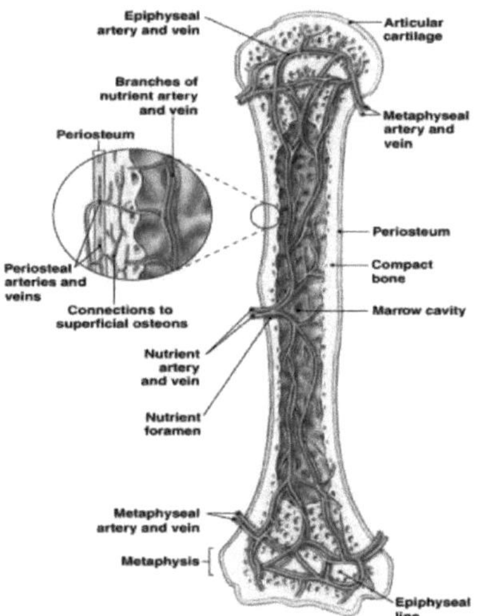

VASOS METAFISÁRIOS (JUXTA-EPIFISÁRIOS)

São numerosos pequenos vasos derivados de anastomoses arteriais à volta da articulação; irrigam a região metafisária, a epífise e a cápsula articular.

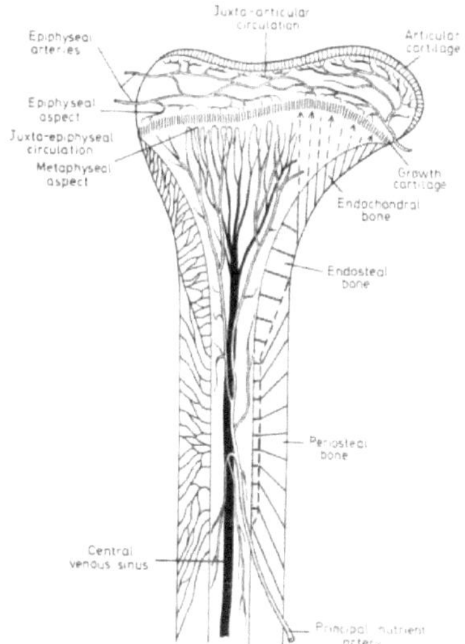

VASOS EPIFISÁRIOS

Derivado da anastomose arterial à volta das articulações

Presente apenas nos ossos em que o ligamento capsular está ligado à epífise em vez de à metáfise

Ossos grandes e irregulares, ossos curtos e ossos chatos

Estes ossos recebem um suprimento sanguíneo superficial do periósteo e frequentemente de grandes artérias nutritivas que penetram diretamente no osso medular. Os dois sistemas anastomosam-se livremente.

ANATOMIA APLICADA

Como qualquer outro tecido do corpo, a necrose do osso pode ocorrer devido à interrupção do seu fornecimento de sangue resultante de uma lesão física (traumatismo) ou por oclusão não traumática dos vasos sanguíneos (doença de Caisson). Nesta necrose asséptica do osso, podem ocorrer duas situações

1. Osso com algum fornecimento residual: O osso afetado é invadido por um estroma fibroso vascular e o osso necrótico é gradualmente reabsorvido e substituído por osso novo. A parte do osso com fornecimento de sangue sofre atrofia com descalcificação.
2. Osso sem qualquer fornecimento de sangue: O osso afetado apresenta uma densidade aumentada porque não existe fornecimento de sangue para remover os sais minerais. O sequestro é um exemplo do efeito da perda de fornecimento de sangue ao osso.

Assim, o aumento da densidade óssea pode representar

- Zonas de osso vivo hipertrófico
- Osso necrótico com osso reativo à volta
- Simplesmente osso necrótico

Nas situações em que há aumento da circulação, o osso responde com hipertrofia e aumento do comprimento. O aumento do comprimento do membro inferior com um aneurisma arterio-venoso é um exemplo.

Distúrbios circulatórios em regiões específicas dos ossos longos:

1. Doença de Legg-Calve-Perthes: Os distúrbios circulatórios na epífise femoral capital desempenham um papel importante na patogénese da doença.
2. Traumatismo da fise: Os vasos epifisários são responsáveis por nutrir as células reprodutoras da fise. A interrupção destes vasos resulta em danos irreparáveis na placa de crescimento. Os

vasos metafisários fornecem cálcio e vitamina D via soro e fosfatos via eritrócitos, auxiliando na calcificação da matriz, remoção de células degeneradas e deposição de osso lamelar. Os vasos metafisários não têm significado nutricional para os condrócitos em proliferação da fise.

Metafísica:

1. Osteomielite hematogénica: Nas crianças, sabe-se que os focos infecciosos se localizam na metáfise nas duas horas seguintes à inoculação intravenosa. Este facto é explicado pela natureza do fornecimento de sangue a esta região. As últimas ramificações da artéria intramedular nutritiva para a metáfise descem em anéis afiados e desembocam num sistema de grandes veias sinusoidais onde a taxa de fluxo sanguíneo é reduzida. Isto cria um meio ideal para as bactérias se instalarem e proliferarem. No adulto, existe uma anastomose livre entre as artérias metafisárias e epifisárias, pelo que a osteomielite, quando ocorre, pode aparecer em qualquer sítio. Nos bebés, alguns vasos atravessam a fise. Aos oito meses, a cartilagem da fise torna-se uma barreira que se estabelece definitivamente aos 18 meses. Por isso, nos bebés, a osteomielite pode levar a uma artrite séptica.
2. Metástases: Os depósitos metastáticos são mais comuns no esqueleto axial do que no esqueleto apendicular. No entanto, quando ocorrem, são conhecidos por se depositarem na região da metáfise. Isto é atribuído ao facto de a circulação metafisária ser mais rica do que a circulação epifisária ou diafisária.

Diáfise

1. Escareação intramedular: A fresagem cortical e a inserção do prego lesam o sistema vascular medular, resultando na avascularização de porções significativas do córtex. A fresagem medular perturba o mecanismo de transporte intracortical, alterando a elevada pressão intramedular necessária para a drenagem venosa para as veias periosteais e a pressão intramedular pulsante necessária para a nutrição dos osteócitos. A investigação demonstrou que a revascularização é mais rápida com pregos colocados sem fresagem preparatória do que com pregos colocados após fresagem. Por conseguinte, há uma mudança de interesse para sistemas de pregos interligados que não requerem fresagem.
2. Cicatrização de fracturas: A circulação periosteal desempenha um papel muito importante na consolidação das fracturas. A remoção de tecidos moles durante a fixação interna de um osso fracturado deve ser reduzida ao mínimo para incentivar a participação do periósteo e a sua circulação na consolidação da fratura.

DRENAGEM VENOSA E LINFÁTICA DO OSSO[1,2]

O sangue é drenado do osso através de veias que acompanham as artérias e saem frequentemente através de forames junto às extremidades articulares dos ossos. Os vasos linfáticos são abundantes no periósteo.

FORNECIMENTO DE NERVOS AO OSSO[1,2]

Os nervos são mais ricos nas extremidades articulares dos ossos longos, vértebras e ossos chatos maiores. Muitas fibras nervosas acompanham os vasos sanguíneos para o interior dos ossos e para os espaços perivasculares dos canais de Haversian. Os nervos periosteais são nervos sensoriais, alguns dos quais são fibras de dor. Por conseguinte, o periósteo é especialmente sensível à rotura ou à tensão. A acompanhar as artérias no interior dos ossos estão os nervos vasomotores, que controlam a constrição e a dilatação vascular.

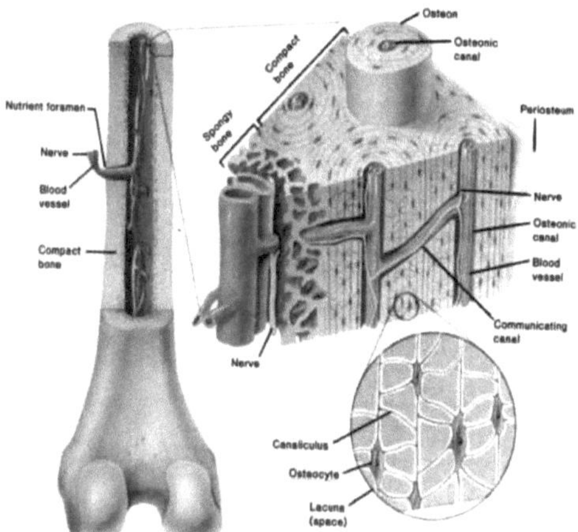

DESENVOLVIMENTO DOS OSSOS FACIAIS[22]

Os ossos faciais desenvolvem-se intramembranosamente a partir de centros de ossificação no mesênquima da crista neural do precursor facial embrionário. Acredita-se que uma interação entre o ectomesênquima dos "processos" faciais e o epitélio sobrejacente seja um pré-requisito para a diferenciação dos ossos faciais. No processo frontonasal, centros de ossificação simples intramembranosos aparecem nos 3rd meses para cada um dos ossos nasais e lacrimais na membrana que cobre a cápsula nasal cartilaginosa. Os primeiros centros de ossificação a aparecer no início da 8th semana são os das placas pterigóides mediais do osso esfenoide e do vômer. O centro de ossificação para a placa pterigóidea medial aparece primeiro em um nódulo de cartilagem secundária que forma o hamulus pterigoide, mas a ossificação subseqüente da placa pterigóidea em centros de ossificação intramembranosos adicionais intramembranosos se desenvolve para a asa maior do esfenoide (além de seu centro endócrino esfenoidal) e para a placa pterigoide lateral. A fusão óssea das placas pterigóidea medial e lateral ocorre na UI de 5th meses. Centros de ossificação únicos aparecem para cada um dos ossos palatinos, e dois bilateralmente para o vômer no mesênquima maxilar ao redor do septo nasal cartilaginoso na UI de 8th semanas. Um centro primário de ossificação intramembranosa aparece para cada maxila no início da 8th semana na terminação do nervo infra-orbital, primeiro acima da lâmina dentária do dente canino.

Cartilagens secundárias aparecem no final da 8^{ath} semana na região dos processos zigomático e alveolar que rapidamente se ossificam e se fundem com o centro intramembranoso primário. Dois outros centros intramembranosos. Dois outros centros pré-maxilares intra-membranosos aparecem anteriormente em cada lado na 8ª semanath e fundem-se rapidamente com o centro maxilar primário. Centros únicos de ossificação aparecem para cada um dos ossos zigomáticos e para a porção escamosa do osso temporal na 8th semana IU. Nas 3rd inferiores da face, o processo mandibular desenvolve bilateralmente centros intramembranosos únicos para a mandíbula e centros de 4 minutos para o anel timpânico do osso temporal.

DESENVOLVIMENTO DO PALATO[23,24]

O palato humano, no seu desenvolvimento embriológico, passa por fases que representam divisões da câmara oronasal encontradas em peixes crossopterígeos primitivos, répteis e mamíferos primitivos

Como resultado do crescimento medial das proeminências maxilares, as duas proeminências nasais mediais fundem-se não só à superfície, mas também a um nível mais profundo. A estrutura formada pelas duas proeminências fundidas é o segmento intermaxilar. É composto por

- Componente labial - forma o filtro do lábio superior.
- Um componente do maxilar superior que contém 4 incisivos.
- Componente palatal - que forma o palato primário triangular.

Palato secundário :

O palato primário é derivado do segmento intermaxilar. A parte principal do palato definitivo é formada por dois crescimentos em forma de prateleira a partir das proeminências maxilares. Estes crescimentos, as prateleiras palatinas, aparecem na 6ª semana de desenvolvimento e são direcionados obliquamente para baixo em cada lado da língua. Na 7ª semana, as prateleiras palatinas sobem para atingir uma posição horizontal acima da língua e se fundem, formando o palato secundário. Anteriormente, as prateleiras fundem-se com o palato primário triangular, o forame incisivo é o ponto de referência na linha média entre o palato primário e o secundário. Ao mesmo tempo que as prateleiras palatinas se fundem, o septo nasal cresce para baixo e junta-se ao aspeto cefálico do palato recém-formado. No final da 7th semana 10, entre o 47th e o 54th dias, ocorre uma transformação notável na posição das prateleiras laterais, quando estas passam de verticais a horizontais, como prelúdio da sua fusão e da divisão da câmara oconasal.

Vários mecanismos têm sido propostos para a rápida elevação das prateleiras palatinas. Este movimento tem sido atribuído a transformações bioquímicas na consistência física da matriz do tecido conjuntivo das prateleiras palatinas; a variações na vasculatura e no fluxo sanguíneo para estas estruturas, a um rápido crescimento mitótico diferencial; a uma força intrínseca das prateleiras e a movimentos musculares A retirada da face do embrião de contra a proeminência do coração pela verticalização da cabeça facilita a abertura da mandíbula Os reflexos de abertura da boca têm sido implicados na retirada da língua de entre as prateleiras verticais e as diferenças de pressão
entre as regiões nasal e oral devido à contração do músculo da língua pode ser responsável pela elevação da prateleira palatina. O epitélio que recobre os bordos das prateleiras palatinas é especialmente espesso, e a fusão fina por contacto mútuo é crucial para o desenvolvimento do contacto palatino. A fusão também ocorre entre a superfície dorsal dos processos palatinos em fusão e a borda inferior da linha média do septo nasal. A combinação de células de superfície em degeneração e a acumulação de substâncias poliaminónicas, como a glicoproteína, no revestimento da superfície epitelial pode facilitar a adesão epitelial entre os processos palatinos em contacto. Parece que a morte celular programada do epitélio fundido é um pré-requisito essencial para que ocorra a coalescência mesenquimal das prateleiras. O epitélio nos bordos anteriores das prateleiras palatinas pode contribuir para o insucesso da fusão ao não quebrar a aproximação das prateleiras, levando à formação de pérolas epiteliais, ou ao não manter a adesividade para além de um tempo crítico - A fusão dos 3 processos palatinos produz inicialmente um céu da boca plano e não arqueado. As prateleiras palatinas laterais em fusão sobrepõem-se ao palato primário anterior, como indicado pelas trajectórias inclinadas dos canais neurovasculares incisivos juncionais que transportam os vasos sanguíneos dos nervos incisivos previamente formados O local de junção dos 3 componentes palatinos é marcado pela papila incisiva que reveste o canal incisivo. A linha de fusão das prateleiras palatinas laterais é traçada no adulto pela sutura palatina média e, na superfície, pela linha média do palato duro. A costura de fusão é minimizada no palato mole pela invasão mesenquimal extra territorial.

A ossificação do palato ocorre durante a 8th semana IV a partir da disseminação do osso do mesênquima das prateleiras palatinas laterais fundidas e das trabéculas que aparecem no palato primário como centros pré-maxilares, todas derivadas dos centros de ossificação primários únicos da maxila. Posteriormente, o palato duro é ossificado a partir da disseminação das trabéculas dos centros de ossificação primários únicos de cada um dos arcos palatinos. As suturas palatinas médias são evidentes pela primeira vez às 10^ semanas, quando uma camada superior de feixes de fibras se desenvolve ao longo da linha média. Os elementos ósseos palatinos do palato permanecem separados dos elementos maxilares pelas suturas palatomaxilares até a idade adulta. Na parte mais posterior do palato não ocorre ossificação, dando origem à região do palato mole. O tecido mesenquimal branquiomérico dos arcos branquiais 1st e 4th migra para esta região faucial, fornecendo as musculaturas do palato mole e das fauces. O tensor do véu palatino é derivado do primeiro arco e do músculo elevador do véu palatino, e pelo nervo vago para todos os outros músculos. O palato duro cresce em comprimento, respiração e altura, transformando-se num teto arqueado para a boca. O palato fetal aumenta inicialmente em comprimento mais rapidamente do que em largura entre as 7 e as 18 semanas. No início da vida pré-natal, o palato é relativamente longo, mas a partir do 4th mês, torna-se mais largo em resultado do crescimento do palato médio ao longo das margens alveolares laterais. Ao nascimento, o comprimento e a respiração do palato duro são praticamente iguais. O aumento pós-natal posterior do comprimento do palato deve-se ao crescimento aposicional na região da tuberosidade maxilar e, em certa medida, na sutura palatina transversa. O crescimento da sutura palatina mediana ocorre entre 1 e 2 anos de idade, embora não haja sinostose, o crescimento da largura da sutura palatina mediana é maior na parte posterior do que na anterior. A obliteração da sutura palatina mediana pode começar na adolescência, mas a fusão completa raramente é encontrada entre os 30 anos de idade. Existe uma grande variabilidade na altura e no grau de fusão desta sutura. O crescimento lateral aposicional ocorre no palato até aos sete anos de idade, idade em que o palato atinge a sua largura anterior máxima. O crescimento aposicional continua posteriormente após a cessação do crescimento lateral, sendo responsável pelo aumento do comprimento do palato em relação à sua largura durante o final da infância. Durante a infância, a aposição óssea também ocorre em toda a superfície inferior do palato, acompanhada pela reabsorção concomitante da descida superior (superfície nasal) do palato e pelo alargamento da cavidade nasal. O aumento da capacidade nasal deve acompanhar o crescimento geral do corpo que determina o aumento das necessidades respiratórias. Um fator fundamental no crescimento facial é a provisão de uma capacidade nasal adequada, que se não for satisfeita é desviada para a boca para manter a respiração. O crescimento aposicional dos processos alveolares contribui para o aprofundamento e alargamento da abóbada do palato ósseo, ao mesmo tempo que aumenta a altura e a respiração dos maxilares. Os processos alveolares laterais ajudam a formar uma cauda palatina ântero-posterior que, juntamente com um pavimento côncavo produzido por uma língua enrolada de um lado para o outro, resulta num túnel palatino idealmente escavado para receber um mamilo. Um número variável de rugas palatinas transversais desenvolve-se na mucosa que cobre o palato duro. Estas rugas são mais proeminentes no bebé e são úteis para segurar o mamilo enquanto este está a ser ordenhado pela língua. O sulco palatino anterior é bem marcado durante o primeiro ano de vida, concomitantemente com o período de sucção ativa, e normalmente aplana-se para o arco palatino após os três a quatro anos de idade, quando a sucção é interrompida. A persistência de hábitos de sucção do polegar ou do dedo pode manter o sulco palatino na infância.

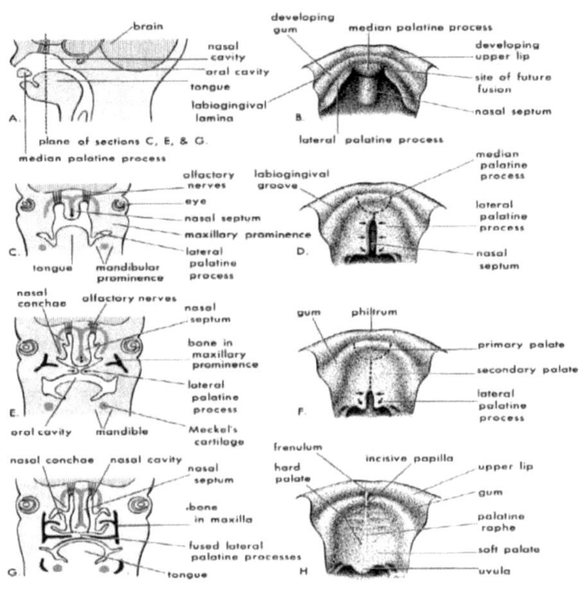

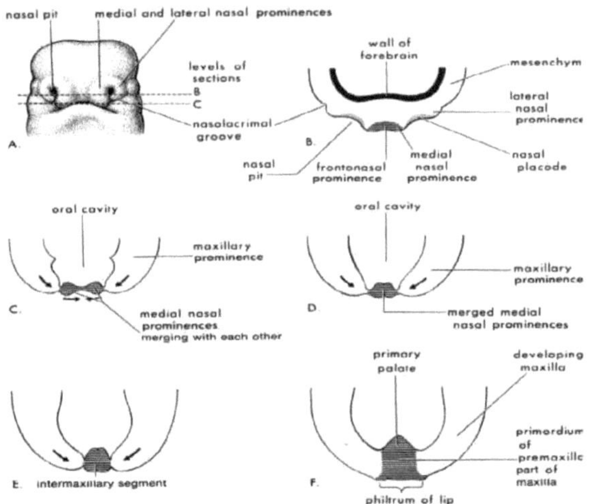

MAXILA 1,14,23,24

ANATOMIA:

Os maxilares formam, pela sua união, a totalidade do maxilar superior. Cada um deles ajuda a formar os limites de três cavidades, a saber, o céu da boca, o assoalho e a parede lateral do nariz e o assoalho da órbita; também participa da formação de duas fossas, a infratemporal e a pterigopalatina, e duas fissuras, a orbital inferior e a pterigomaxilar. Cada osso é constituído por um corpo e quatro processos - zigomático, frontal, alveolar e palatino.

O corpo (***corpus maxillae***) - O corpo tem forma piramidal e contém uma grande cavidade, o seio maxilar (*antro de Highmore*). Possui quatro superfícies - uma anterior, uma posterior ou infratemporal, uma superior ou orbital e uma medial ou nasal.

Superfícies - A **superfície anterior** está orientada para a frente e para o lado. Apresenta na sua parte inferior uma série de eminências correspondentes às posições das raízes dos dentes. Imediatamente acima das dos dentes incisivos existe uma depressão, a fossa incisiva, que dá origem ao Depressor alae nasi; ao bordo alveolar abaixo da fossa está ligado um deslizamento do Orbicularis oris; acima e um pouco lateral a ele, surge o Nasalis. Lateral à fossa incisiva encontra-se outra depressão, a fossa canina; é maior e mais profunda do que a fossa incisiva e está separada desta por uma crista vertical, a eminência canina, que corresponde à cavidade do dente canino; a fossa canina dá origem ao Caninus. Acima da fossa está o forame infra-orbital, a extremidade do canal infra-orbital; transmite os vasos e o nervo infra-orbitais. Acima do forame encontra-se a margem da órbita, que permite a fixação de parte do Quadratus labii superioris. Medialmente, a superfície anterior é limitada por uma concavidade profunda, o entalhe nasal, cuja margem se liga ao dilatador posterior do nariz e termina abaixo num processo pontiagudo, que forma, com o seu companheiro do lado oposto, a espinha nasal anterior.

A **superfície infratemporal** é convexa, dirigida para trás e para o lado, e faz parte da fossa infratemporal. Está separada da superfície anterior pelo processo zigomático e por uma forte crista que se estende para cima a partir da cavidade do primeiro dente molar. É perfurada em torno do seu centro pelas aberturas dos canais alveolares, que transmitem os vasos e nervos alveolares superiores posteriores. Na parte inferior desta superfície encontra-se uma eminência arredondada, a tuberosidade maxilar, especialmente proeminente após o crescimento do dente do siso; é rugosa no seu lado lateral para articulação com o processo piramidal do osso palatino e, em alguns casos, articula-se com a placa pterigoide lateral do esfenoide. Dá origem a algumas fibras do pterigoideu interno. Imediatamente acima, existe uma superfície lisa que forma o limite anterior da fossa pterigopalatina e apresenta um sulco para o nervo maxilar; este sulco é dirigido lateralmente e ligeiramente para cima e é contínuo com o sulco infra-orbital na superfície orbital.

A **superfície orbital** é lisa e triangular e constitui a maior parte do pavimento da órbita. É limitada medialmente por uma margem irregular que, à frente, apresenta um entalhe, o entalhe lacrimal; atrás deste entalhe, a margem articula-se com o lacrimal, a lâmina papirácea do etmoide e o processo orbital do palatino. Atrás, é delimitada por um bordo liso e arredondado que forma a margem anterior da fissura orbitária inferior e, por vezes, articula-se na sua extremidade lateral com a superfície orbitária da grande asa do esfenoide.

É limitado *à frente* por uma parte da circunferência da órbita, que é contínua medialmente com o processo frontal e lateralmente com o processo zigomático. Perto do meio da parte posterior da superfície orbital encontra-se o sulco infra-orbital, para a passagem dos vasos e do nervo infra-orbitais. O sulco começa no meio da borda posterior, onde é contínuo com o sulco perto da borda superior da superfície infratemporal, e, passando para a frente, termina num canal, que se subdivide em dois ramos. Um dos canais, o canal infraorbitário, abre-se logo abaixo da margem da órbita; o outro, que é mais pequeno, corre para baixo na substância da parede anterior do seio maxilar e transmite os vasos alveolares superiores anteriores e o nervo aos dentes anteriores do maxilar. Da parte posterior do canal infraorbitário sai por vezes um segundo pequeno canal; corre para baixo na parede lateral do seio e transmite o nervo alveolar médio aos dentes pré-molares. Na parte medial e anterior da superfície orbital, imediatamente lateral ao sulco lacrimal, existe uma depressão que dá origem ao Obliquus oculi inferior.

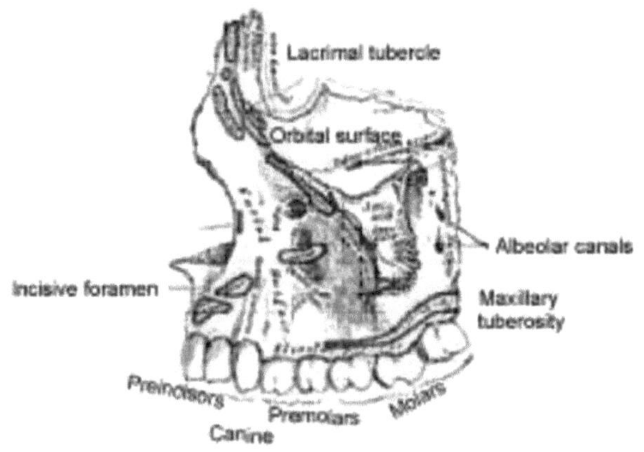

A **superfície nasal** apresenta uma abertura grande e irregular que conduz ao seio maxilar. No bordo superior desta abertura encontram-se algumas células de ar quebradas, que, no crânio articulado, são fechadas pelos ossos etmoidal e lacrimal. Por baixo da abertura existe uma concavidade lisa que faz parte do meato inferior da cavidade nasal e, por trás dela, uma superfície rugosa para articulação com a parte perpendicular do osso palatino; esta superfície é atravessada por um sulco, que começa perto do meio do bordo posterior e corre obliquamente para baixo e para a frente; o sulco é convertido num canal, o **canal** pterigopalatino, pelo osso palatino. Em frente à abertura do seio existe um sulco profundo, o sulco lacrimal, que é convertido no canal nasolacrimal, pelo osso lacrimal e pela concha nasal inferior; este canal abre-se no meato inferior do nariz e transmite o ducto nasolacrimal. Mais anteriormente, há uma crista oblíqua, a crista conchal, para articulação com a concha nasal inferior. A concavidade rasa acima desta crista forma parte do átrio do meato médio do nariz, e a concavidade abaixo dela, parte do meato inferior.

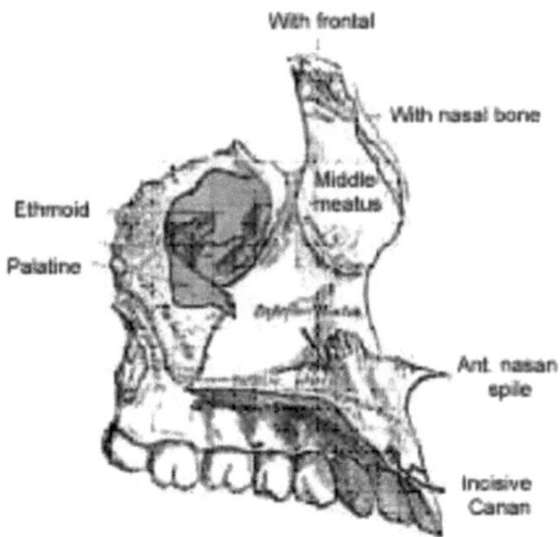

Processo zigomático (*processus zygomaticus; processo malar*) - O processo zigomático é uma eminência triangular rugosa, situada no ângulo de separação das superfícies anterior, zigomática e orbital. *Na frente,* faz parte da superfície anterior; *atrás,* é côncavo e faz parte da fossa infratemporal; *acima,* é áspero e serrilhado para articulação com o osso zigomático; enquanto *abaixo,* apresenta a borda arqueada proeminente que marca a divisão entre as superfícies anterior e infratemporal.

O processo frontal **(*processus frontalis; processo nasal*)** - O processo frontal é uma placa forte, que se projecta para cima, medialmente e para trás, ao lado do nariz, formando parte do seu limite lateral. A sua *superfície lateral* é lisa, contínua com a superfície anterior do corpo, e liga-se ao Quadratus labii superioris, ao Orbicularis oculi e ao ligamento palpebral medial. A sua *superfície medial* forma parte da parede lateral da cavidade nasal; na sua parte superior encontra-se uma zona rugosa e irregular, que se articula com o etmoide, encerrando as células etmoidais anteriores; por baixo desta encontra-se uma crista oblíqua, a crista etmoidal, cuja extremidade posterior se articula com a concha nasal média, enquanto a parte anterior é denominada agger nasi; a crista forma o limite superior do átrio do meato médio. A *borda superior* articula-se com o osso frontal e a *anterior* com o nasal; a *borda posterior* é espessa e oca em um sulco, que é contínuo abaixo com o sulco lacrimal na superfície nasal do corpo: pela articulação da margem medial do sulco com a borda anterior do lacrimal, um sulco correspondente no lacrimal é trazido em continuidade e, juntos, formam a fossa lacrimal para o alojamento do saco lacrimal. A margem lateral do sulco é chamada de crista lacrimal anterior e é contínua abaixo com a margem orbital; em sua junção com a superfície orbital há um pequeno tubérculo, o tubérculo lacrimal, que serve como um guia para a posição do saco lacrimal.

Processo alveolar (*processus alveolaris*) - O processo alveolar é a parte mais espessa e esponjosa do osso. É mais largo atrás do que à frente, e escavado em cavidades profundas para a receção dos dentes. Estas cavidades são em número de oito e variam em tamanho e profundidade consoante os dentes que contêm. A do dente canino é a mais profunda; a dos molares é a mais larga e subdividida em cavidades menores por septos; a dos incisivos é única, mas profunda e estreita. O Bucinador surge da superfície externa deste processo, até à frente do primeiro dente molar. Quando os maxilares estão articulados entre si, os seus processos alveolares formam em conjunto o arco alveolar; o centro da margem anterior deste arco é designado por ponto alveolar.

Processo palatino (*processus palatinus; processo palatino*) - O processo palatino, espesso e forte, é horizontal e projecta-se medialmente a partir da superfície nasal do osso. Forma uma parte considerável do pavimento do nariz e do céu da boca e é muito mais espesso à frente do que atrás. A sua *superfície inferior* é côncava, áspera e irregular, e forma, com o processo palatino do osso oposto, os três quartos anteriores da placa dura. É perfurado por numerosos forames para a passagem dos vasos nutritivos; é canalizado na parte posterior da sua borda lateral por um sulco, por vezes um canal, para a transmissão dos vasos palatinos descendentes e do nervo palatino anterior a partir do gânglio esfeno-palatino; e apresenta pequenas depressões para o alojamento das glândulas palatinas. Quando os dois maxilares estão articulados, uma abertura em forma de funil, o forame incisivo, é vista na linha média, imediatamente atrás dos dentes incisivos. Nesta abertura são visíveis os orifícios de dois canais laterais, designados por canais incisivos ou forames de Stenson; através de cada um deles passa o ramo terminal da artéria palatina descendente e o nervo nasopalatino. Ocasionalmente, dois canais adicionais estão presentes na linha média; eles são denominados forames de Scarpa e, quando presentes, transmitem os nervos nasopalatinos, o esquerdo passando pelo canal anterior e o direito pelo canal posterior. Na superfície inferior do processo palatino, pode por vezes notar-se uma delicada sutura linear, bem visível em crânios jovens, que se estende lateralmente e para a frente de ambos os lados, desde o forame incisivo até ao intervalo entre o incisivo lateral e o dente canino. A pequena parte à frente desta sutura constitui a pré-maxila (*os incisivum*), que na maioria dos vertebrados forma um osso independente; inclui toda a espessura do alvéolo, a parte correspondente do pavimento do nariz e a espinha nasal anterior, e contém as cavidades dos dentes incisivos. A *superfície superior* do processo palatino é côncava de lado a lado, lisa, e forma a maior parte do assoalho da cavidade nasal. Apresenta, junto à sua margem medial, o orifício superior do canal incisivo. A *borda lateral* do processo é incorporada ao restante do osso. *O bordo medial* é mais espesso à frente do que atrás, e eleva-se acima numa crista, a crista nasal, que, com a crista correspondente do osso oposto, forma um sulco para a receção do vômer. A parte anterior desta crista eleva-se a uma altura considerável e é designada por crista incisiva; prolonga-se para a frente num processo agudo, que forma, juntamente com um processo semelhante do osso oposto, a espinha nasal anterior. O *bordo posterior* é serrilhado para se articular com a parte horizontal do osso palatino.

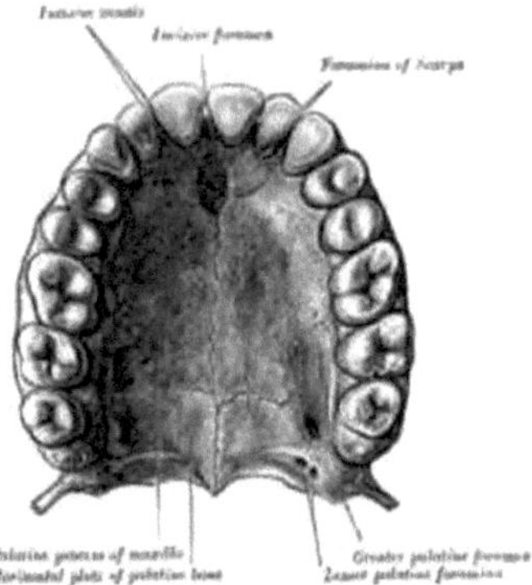

Ossificação - A maxila é ossificada em membrana. Esses centros aparecem durante a sexta semana de vida fetal e se unem no início do terceiro mês, mas a sutura entre as duas porções persiste no palato até quase a meia-idade. O processo frontal desenvolve-se a partir de ambos os centros.

O seio maxilar aparece como um sulco raso na superfície nasal do osso por volta do quarto mês de vida fetal, mas não atinge o seu tamanho total até depois da segunda dentição.

A maxila foi anteriormente descrita como ossificando a partir de seis centros, a saber

- um, o *orbitonasal,* forma a porção do corpo do osso que se situa medialmente ao canal infraorbitário, incluindo a parte medial do pavimento da órbita e a parede lateral da cavidade nasal;
- um segundo, o *zigomático,* dá origem à porção que se situa lateralmente ao canal infraorbitário, incluindo o processo zigomático;
- de um terceiro, o *palatino,* desenvolve-se o processo palatino posterior ao canal incisivo, juntamente com a parte adjacente da parede nasal;
- um quarto, o *pré-maxilar,* forma o osso incisivo que contém os dentes incisivos e corresponde à pré-maxila dos vertebrados inferiores;
- um quinto, o *nasal,* dá origem ao processo frontal e à porção acima do dente canino;
- e um sexto, o *infravomerino,* situa-se entre os centros palatino e pré-maxilar e por baixo do vómer; este centro, juntamente com o centro correspondente do osso oposto, separa os canais incisivos entre si.

DESENVOLVIMENTO:

DESENVOLVIMENTO PRÉ-NATAL:

Na quarta semana de vida intra-uterina, aparece uma protuberância proeminente na parte ventral, que corresponde ao cérebro em desenvolvimento. Abaixo desta protuberância, existe uma depressão pouco profunda que corresponde ao estoma O pavimento do estoma é formado pela membrana bucofaríngea. A mesoderme do cérebro anterior em desenvolvimento prolifera para baixo e forma uma projeção que se sobrepõe ao estoma. Esta projeção é designada por PROCESSO FRONTONASAL O estomodeu é assim sobreposto superiormente pelo processo frontonasal e o processo mandibular forma as paredes laterais. O arco mandibular dá agora origem a um rebento na extremidade dorsal chamado processo maxilar, que cresce ventro-medio-caudalmente ao processo mandibular O ectoderma que recobre o processo frontonasal mostra um espessamento bilateral chamado PLACÓIDE NASAL.O placode nasal torna-se afundado para formar as fossas nasais, dividindo o processo frontonasal em processo nasal medial e processos nasais laterais À medida que o processo maxilar cresce, o processo frontonasal torna-se mais estreito. Eventualmente, o processo maxilar funde-se com o processo frontonasal. Um centro de ossificação intramembranoso primário aparece em cada maxila no início da 8th semana, na terminação do nervo infra-orbital, primeiro acima da lâmina dentária do dente canino. Cartilagens secundárias aparecem no final da 8th semana na região dos processos zigomático e alveolar, que rapidamente ossificam e se fundem com o centro intramembranoso primário. Dois outros 'centros pré-maxilares' intra-membranosos aparecem anteriormente em cada lado na 8th semana e fundem-se rapidamente com o centro maxilar primário. Centros de ossificação únicos aparecem para cada um dos ossos zigomáticos e para a porção escamosa do osso temporal na 8th semana IU.

O crescimento da maxila depende de um número de matrizes funcionais que actuam em diferentes áreas do osso que, teoricamente, permitem a sua subdivisão em "unidades esqueléticas". O "corpo basal" desenvolve-se sob o nervo infra-orbital, envolvendo-o posteriormente para formar o canal infra-orbital. A "unidade nasal" é dependente da cartilagem septal para o seu crescimento, enquanto os dentes fornecem a matriz funcional para a "unidade alveolar" A "unidade pneumática" reflecte a expansão maxilar, que é mais uma resposta do que um determinante desta unidade esquelética.

DESENVOLVIMENTO PÓS-NATAL:

A maxila cresce pós-natalmente em :

- Deslocação
- Crescimento na sutura
- Remodelação de superfícies

DESLOCAMENTO:

Dois tipos:

Deslocamento primário - Pelo próprio crescimento do maxilar em direção para baixo e para a frente Isto resulta no deslocamento anterior de todo o maxilar A quantidade deste deslocamento para a frente é igual à quantidade de alongamento posterior

Deslocação secundária - Devido ao crescimento da base do crânio que empurra a maxila para baixo e para a frente O complexo nasomaxilar é simplesmente deslocado para a frente à medida que a fossa craniana média cresce nessa direção. É um mecanismo importante de crescimento durante os anos da dentição primária, mas torna-se menos importante à medida que o crescimento da base do crânio abranda

CRESCIMENTO NAS SUTURAS

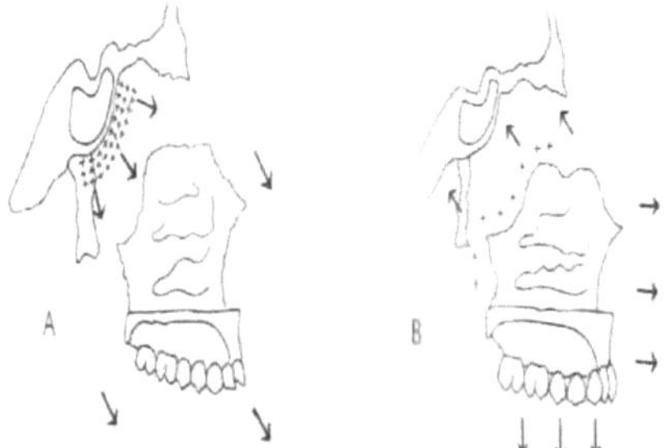

As fixações suturais do maxilar são oblíquas e quase paralelas umas às outras, pelo que o crescimento na sutura resulta num movimento do maxilar para baixo e para a frente. Isto leva à abertura de espaço nas fixações suturais Novos ossos são formados em ambos os lados da sutura, levando ao aumento do tamanho total As fixações suturais da maxila são a sutura frontonasal, a sutura frontomaxilar, a sutura zigomático-maxilar e a sutura pterigopalatina

REMODELAÇÃO DE SUPERFÍCIES

A reabsorção e deposição óssea levam ao aumento do tamanho do maxilar em todas as direcções e ao achatamento do palato. A deposição óssea ocorre ao longo da margem posterior da tuberosidade maxilar. Isto provoca o alongamento da arcada dentária e o aumento da dimensão antero-posterior de todo o corpo do maxilar. Isto ajuda a acomodar os molares em erupção. A reabsorção óssea é observada no assoalho da cavidade nasal. Para compensar, há deposição no lado palatino. Assim, ocorre um deslocamento líquido para baixo, levando a um aumento da altura do maxilar.

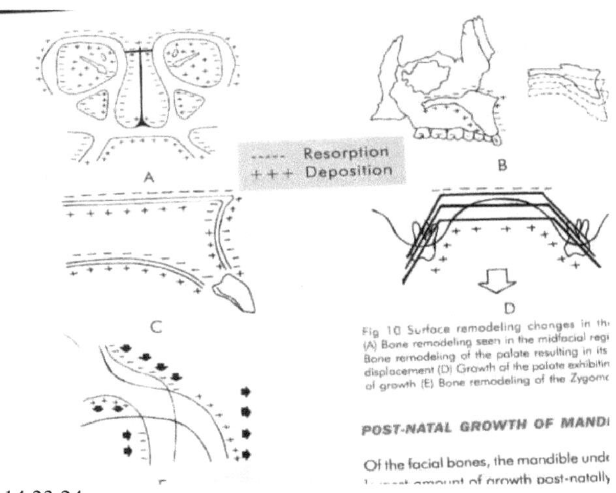

MANDÍBULA[1,14,23,24]

ANATOMIA

A mandíbula, o maior e mais forte osso da face, serve para a receção dos dentes inferiores. É constituída por uma porção curva e horizontal, o corpo, e duas porções perpendiculares, os **ramos,** que se unem às extremidades do corpo quase em ângulo reto.

O corpo (*corpus mandibula*): "O corpo é curvado como uma ferradura e tem duas superfícies e duas margens.

Superfícies: A **superfície externa** é marcada na linha mediana por uma crista ténue, indicando a sínfise ou linha de junção das duas partes de que o osso é composto num período precoce da vida. Esta crista divide-se por baixo e envolve uma eminência triangular, a protuberância mental, cuja base é deprimida no centro, mas elevada de cada lado para formar o tubérculo mental. Em ambos os lados da sínfise, logo abaixo dos dentes incisivos, há uma depressão, a fossa incisiva, que dá origem ao Mentalis e a uma pequena porção do Orbicularis oris. Abaixo do segundo dente pré-molar, de cada lado, a meio caminho entre os bordos superior e inferior do corpo, encontra-se o forame mental, para a passagem dos vasos e do nervo mental. A partir de cada tubérculo mental, corre para trás e para cima uma crista ténue, a linha oblíqua, que é contínua com a borda anterior do ramo; proporciona fixação ao Quadratus labii inferioris e ao Triangularis; o Platisma está fixado abaixo dele.

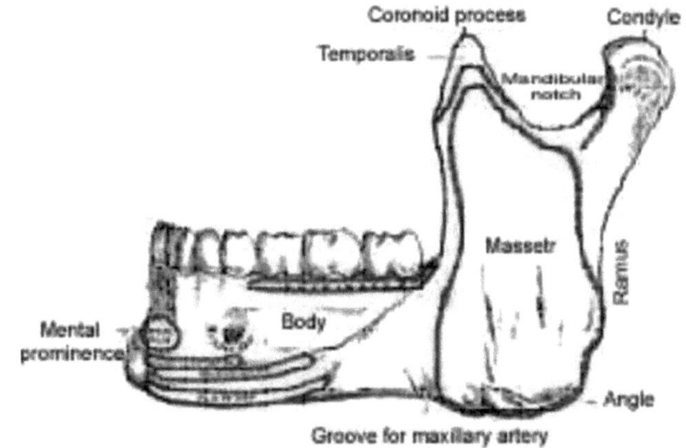

A **superfície interna** é côncava de lado a lado. Perto da parte inferior da sínfise há um par de espinhos colocados lateralmente, denominados espinhos mentais, que dão origem ao Genioglosso. Imediatamente abaixo destes encontra-se um segundo par de espinhos, ou mais frequentemente uma crista ou impressão mediana, para a origem do Geniohióide. Em alguns casos, os espinhos mentais estão fundidos para formar uma única eminência, noutros estão ausentes e a sua posição é indicada apenas por uma irregularidade da superfície. Acima das espinhas mentais, às vezes são vistos um forame e um sulco medianos; eles marcam a linha de união das metades do osso. Abaixo das espinhas mentais, de cada lado da linha média, há uma depressão oval para a fixação do ventre anterior do Digástrico. A partir da parte inferior da sínfise, estende-se para cima e para trás, de ambos os lados, a linha milo-hióidea, que dá origem ao milo-hióideo; a parte posterior desta linha, perto da margem alveolar, dá fixação a uma pequena parte da faringe superior do Constrictor e à rafe pterigomandibular. Acima da parte anterior desta linha há uma área triangular lisa contra a qual repousa a glândula sublingual, e abaixo da parte posterior, uma fossa oval para a glândula submaxilar.

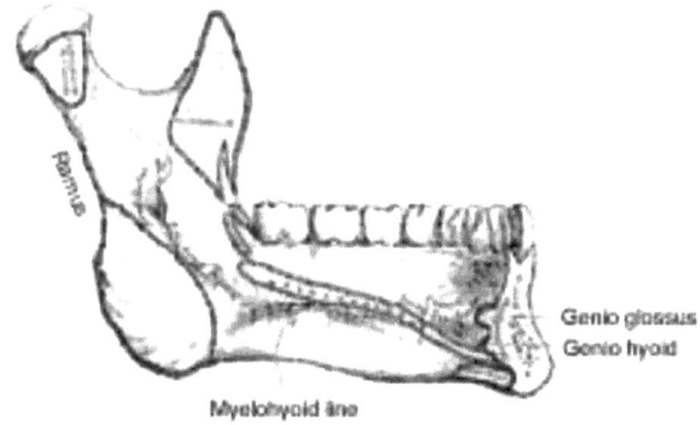

Rebordos O **rebordo superior ou alveolar**, mais largo atrás do que à frente, é escavado em cavidades, para a receção dos dentes; estas cavidades são em número de dezasseis e variam em profundidade e tamanho de acordo com os dentes que contêm. O bucinador está ligado ao lábio exterior do bordo superior, de ambos os lados, até ao primeiro molar.

O bordo inferior é arredondado, mais comprido do que o superior e mais espesso à frente do que atrás; no ponto em que se junta ao bordo inferior do ramo, pode estar presente um sulco pouco profundo, para a artéria maxilar externa.

O Ramo O ramo tem forma quadrilateral e possui duas superfícies, quatro bordas e dois processos.

Superfícies: A **superfície lateral** é plana e marcada por cristas oblíquas na sua parte inferior; dá fixação em quase toda a sua extensão ao Masseter. A **superfície medial** apresenta em torno do seu centro o forame mandibular oblíquo, para a entrada dos vasos e do nervo alveolar inferior. A margem desta abertura é irregular; apresenta na frente uma crista proeminente, encimada por uma espinha afiada, a língula mandibular, que dá fixação ao ligamento esfenomandibular; na sua parte inferior e posterior há um entalhe a partir do qual o sulco milo-hióideo corre obliquamente para baixo e para a frente, e aloja os vasos e o nervo milo-hióideos. Atrás deste sulco encontra-se uma superfície rugosa, para a inserção do pterigóideo interno. O canal mandibular corre obliquamente para baixo e para a frente no ramo, e depois horizontalmente para a frente no corpo, onde se situa sob os alvéolos e comunica com eles por pequenas aberturas. Ao chegar aos dentes incisivos, volta-se para trás para comunicar com o forame mental, dando origem a dois pequenos canais que correm para as cavidades que contêm os dentes incisivos. Nos dois terços posteriores do osso, o canal situa-se mais próximo da superfície interna da mandíbula; no terço anterior, mais próximo da sua superfície externa. Contém os vasos e o nervo alveolares inferiores, a partir dos quais são distribuídos ramos para os dentes. A **borda inferior** do ramo é espessa, reta e contínua com a borda inferior do corpo do osso. Na sua junção com o bordo posterior encontra-se o ângulo da mandíbula, que pode ser invertido ou evertido e é marcado por sulcos ásperos e oblíquos de cada lado, para a fixação do músculo masseter lateralmente e do músculo pterigóideo interno medialmente; o ligamento estilomandibular está ligado ao ângulo entre estes músculos. O

O bordo anterior é fino em cima, mais espesso em baixo e contínuo com a linha oblíqua. **O bordo posterior** é espesso, liso, arredondado e coberto pela glândula parótida. O **bordo superior** é fino e é encimado por dois processos, o coronoide à frente e o condiloide atrás, separados por uma concavidade profunda, a incisura mandibular

O **processo coronoide** (*processus coronoideus*) é uma eminência fina e triangular, que é achatada de lado a lado e varia em forma e tamanho. A sua *borda anterior* é convexa e é contínua abaixo com a borda anterior do ramo; a sua *borda posterior* é côncava e forma o limite anterior da incisura mandibular. A sua *superfície lateral* é lisa e permite a inserção dos músculos Temporalis e Masseter. A sua *superfície medial* dá inserção ao Temporalis, e apresenta uma crista que começa perto do ápice do processo e corre para baixo e para a frente até à face interna do último dente molar. Entre essa crista e a borda anterior há uma área triangular sulcada, cuja parte superior dá inserção ao Temporalis, e a parte inferior a algumas fibras do Bucinador.

O **processo condiloide** (*processus condyloideus*) é mais espesso do que o coronoide e consiste em duas porções: o côndilo e a porção constrita que o suporta, o colo. O côndilo apresenta uma superfície articular para articulação com o disco articular da articulação temporomandibular; é convexo de frente para trás e de lado a lado, e estende-se mais na superfície posterior do que na anterior. O seu longo eixo é dirigido medialmente para trás e ligeiramente para trás e, se for prolongado até à linha média, encontra-se com o do côndilo oposto perto da margem anterior do forame magno. Na extremidade lateral do côndilo existe um pequeno tubérculo para a fixação do ligamento temporomandibular. O pescoço é achatado de antes para trás e reforçado por cristas que descem da parte anterior e dos lados do côndilo. A sua superfície posterior é convexa; a anterior apresenta uma depressão para a fixação do pterigoideu externo.

A **incisura mandibular,** que separa os dois processos, é uma depressão semilunar profunda e é atravessada pelos vasos e nervo masséteres.

DESENVOLVIMENTO

DESENVOLVIMENTO PRÉ-NATAL:

Na quarta semana de vida intra-uterina, o cérebro anterior e o coração desenvolvem duas proeminências na superfície ventral da mandíbula. Estas proeminências estão separadas por uma depressão pouco profunda que corresponde ao estomodeu - boca primitiva O pavimento do estomodeu é formado pela membrana bucofaríngea O arco mandibular forma a parede lateral do estomodeu. O arco mandibular dá agora origem a um rebento que cresce ventro-médio-cranialmente em relação ao arco principal e que se chama "processo mandibular". O processo mandibular cresce de ambos os lados e funde-se na linha média para formar a mandíbula. A presença prévia do nervo foi postulada como sendo necessária para induzir a osteogénese através da produção de factores neurotróficos. A mandíbula é derivada da ossificação de uma membrana osteogénica formada a partir da condensação ectomesenquimal aos 36-38 dias de desenvolvimento. O ectomesênquima mandibular deve inicialmente interagir com o epitélio do arco mandibular antes de ocorrer a ossificação primária.

CARTILAGEM DE MECKLE :

A membrana ossificante localiza-se lateralmente à cartilagem de Meckel e a ossificação do feixe neurovascular que a acompanha espalha-se a partir do centro primário abaixo e à volta do nervo alveolar inferior e do seu ramo incisivo e para cima para formar uma calha para os dentes em desenvolvimento. A disseminação da ossificação intramembranosa dorsal e ventralmente forma o corpo e o ramo da mandíbula.

A cartilagem de Meckel fica rodeada e invadida por quatro paragens de ossificação dorsalmente na cicatriz que mais tarde se tornará a língula mandibular, de onde a cartilagem de Meckel continua para o ouvido médio. A presença prévia do feixe neurovascular garante a formação do forame e canal mandibular e do forame mental. O núcleo do primeiro arco brônquico da cartilagem de Meckel quase encontra o seu companheiro do lado oposto ventralmente. Diverge dorsalmente para terminar na bolsa faríngea da cavidade timpânica e é circundado pela porção petrosa em formação do arco temporal. A extremidade dorsal do ossículo da cartilagem de Meckel, o estribo, é enganada primariamente pela cartilagem do segundo ramo. Arco da cartilagem do segundo ramo. Arco (cartilagem de Reichert) A maior parte da cartilagem de Meckel desaparece. Partes da cartilagem transformam-se nos ligamentos esfenomandibular e maleolar anterior. Uma porção da cartilagem de Meckel contribui para a formação da cicatriz do arco esfenoidal. Uma outra pequena parte da sua extremidade ventral, desde o forame mental ventralmente até à sínfise, forma ossículos endocondrais acessórios que são incorporados na região do queixo da mandíbula. A cartilagem de Merkel dorsal ao forame mental sofre reabsorção na sua superfície lateral ao mesmo tempo que se formam trabéculas ósseas intra-membranosas imediatamente laterais à cartilagem em reabsorção.

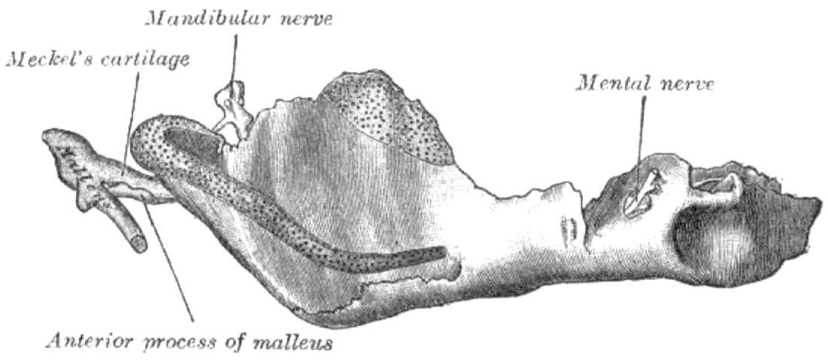

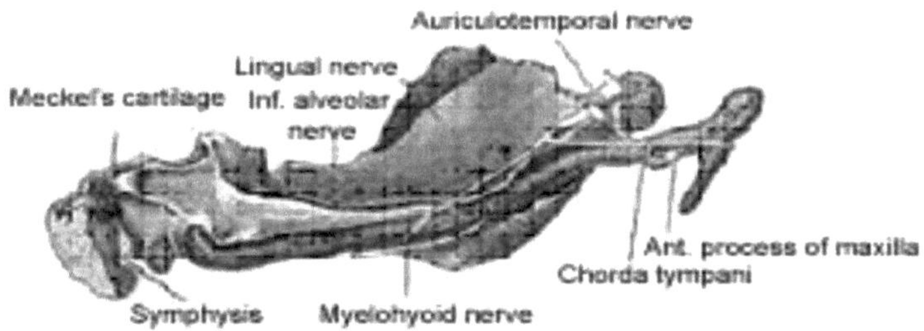

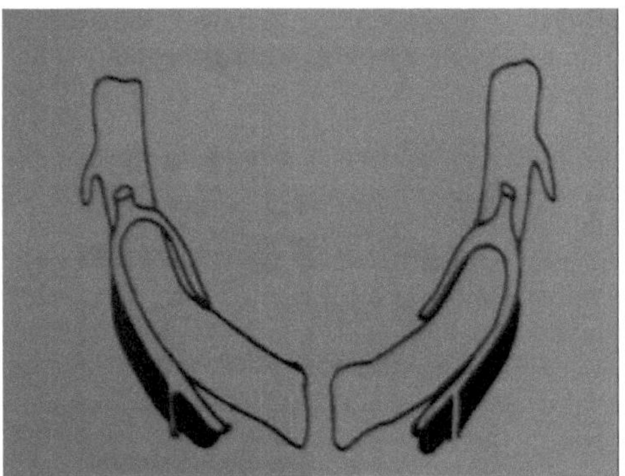

CONDYLE :

Por volta da 5ª semana de vida intra-uterina, desenvolve-se uma área de condensação mesenquimal superior à mandíbula em desenvolvimento. Na 10ª semana, transforma-se em cartilagem em forma de cone. No 4º mês, funde-se com a mandíbula em desenvolvimento.

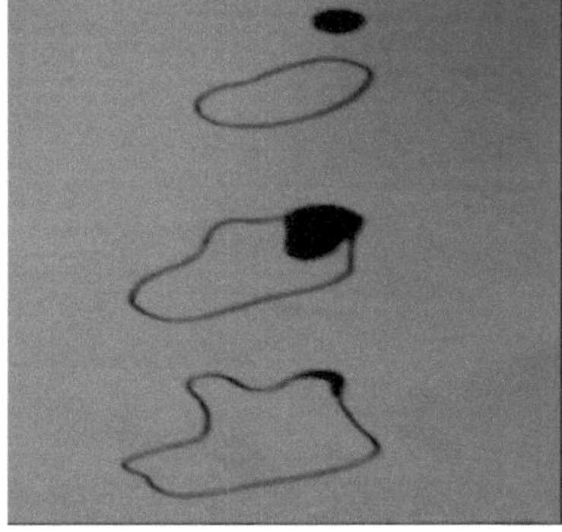

PROCESSO CORONÓIDE

Por volta do 10º - 14º mês, uma cartilagem acessória aparece em resposta ao desenvolvimento do músculo Temporalis na região do processo coronoide. Torna-se incorporada no desenvolvimento da mandíbula.

CRESCIMENTO PÓS-NATAL DA MANDÍBULA

RAMUS:

Move-se progressivamente para a parte posterior através da combinação de deposição e reabsorção. A reabsorção ocorre na parte anterior do ramo, enquanto a deposição óssea ocorre na região posterior

CORPUS OU CORPO DO MANIDÍVEL:

O deslocamento do ramo resulta na conversão do antigo osso ramal na parte posterior do corpo da mandíbula. É criado espaço adicional através da reabsorção do bordo anterior do ramo

ÂNGULO DA MANDÍBULA:

No lado lingual do ângulo da mandíbula, a reabsorção ocorre no aspeto póstero-inferior, enquanto a deposição ocorre no aspeto ântero-superior No lado vestibular, a reabsorção ocorre na parte ântero-superior, enquanto a deposição ocorre na parte póstero-superior, resultando no alargamento do ângulo da mandíbula com o avançar da idade.

PROCESSO ALVEOLAR:

Desenvolve-se em resposta aos botões dentários. À medida que o dente erupciona, o processo alveolar desenvolve-se e aumenta a altura e a espessura do corpo da mandíbula

CHIN:

A protuberância mental forma-se por deposição óssea durante a infância. O seu desempenho é acentuado pela reabsorção óssea que ocorre na região alveolar acima dela, criando uma concavidade.

CONDYLE:

O crescimento dos tecidos moles, incluindo os músculos e o tecido conjuntivo, leva a mandíbula para a frente, afastando-a da base do crânio. O crescimento ósseo segue secundariamente no côndilo para se manter constante com a base do crânio

PROCESSO CORONÓIDE:

Segue o princípio em "V". A deposição óssea ocorre nas superfícies linguais (mediais) do processo coronoide direito e esquerdo. A deposição na lingual do processo coronoide provoca um movimento de crescimento posterior no padrão em "V".

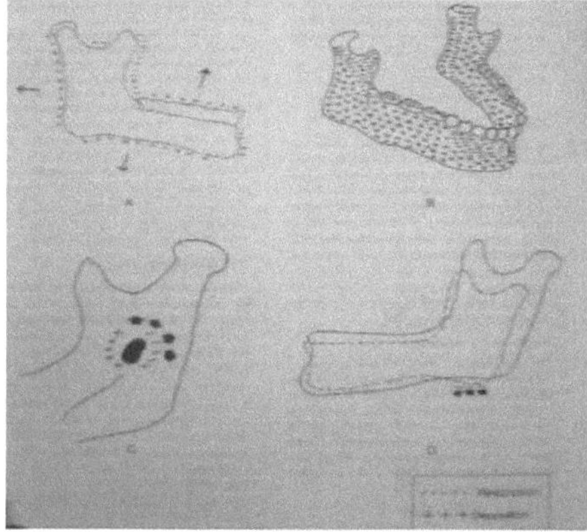

OSSO ALVEOLAR[25,26,27,28]

O osso alveolar é uma parte especializada dos ossos mandibular e maxilar que forma a estrutura primária de suporte dos dentes. Embora fundamentalmente comparável a outros tecidos ósseos do corpo, o osso alveolar está sujeito a uma remodelação contínua e rápida associada à erupção dos dentes e, subsequentemente, às exigências funcionais da mastigação. A capacidade do osso alveolar de sofrer uma remodelação rápida também é importante para a adaptação posicional dos dentes, mas pode ser prejudicial para a progressão da doença periodontal.

O osso alveolar, que constitui o processo alveolar e os bolbos alveolares dos maxilares superior e inferior, é a parte do esqueleto facial que forma os alvéolos e as criptas dos dentes em desenvolvimento e as cavidades dos dentes erupcionados, dando proteção aos primeiros e proporcionando um meio de fixação aos segundos. A morfologia do osso alveolar depende do tamanho, da forma e da posição dos dentes, não existindo uma fronteira distinta entre o osso alveolar e o osso basal de suporte. O osso alveolar é contínuo e não se distingue estruturalmente do osso basal da maxila e da mandíbula. A maioria dos autores utiliza o termo "osso alveolar" para descrever apenas o osso cortical compacto que reveste a cavidade dentária e reserva o termo "osso alveolar de suporte" ou "osso sustentáculo" para o restante da área de suporte dos dentes ou processo alveolar. O processo alveolar é, portanto, composto tanto por osso alveolar quanto por osso alveolar de suporte. Alguns autores utilizam o termo osso alveolar num sentido mais amplo, abrangendo as partes da mandíbula que suportam os dentes, bem como os alvéolos e as criptas dos dentes em desenvolvimento. Também conhecido como Processos Alveolares no caso da maxila, Pars Alveolaris na mandíbula.

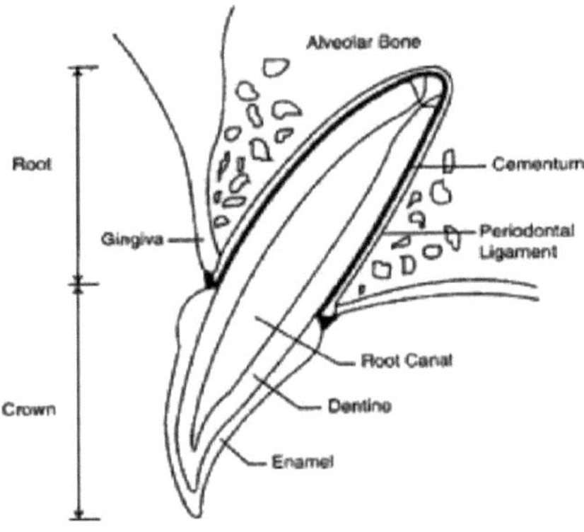

DESENVOLVIMENTO

O osso alveolar desenvolve-se à volta dos germes dentários. No final do segundo mês de vida intra-uterina, tanto a maxila como a mandíbula têm a forma de um sulco que se abre para a cavidade oral. Os germes dentários, o nervo alveolar e os vasos encontram-se neste sulco. Entre os germes dentários adjacentes desenvolvem-se septos. Muito mais tarde, uma placa óssea cresce para separar os germes dentários do nervo alveolar inferior e dos vasos. Esta cresce apenas em associação com a erupção ativa.

À medida que o ligamento periodontal se forma, os osteoblastos diferenciam-se a partir das células da parte exterior do folículo dentário e depositam novo osso à volta do feixe de fibras do ligamento periodontal em desenvolvimento contra a parede da cripta. Isto leva a uma redução gradual do espaço entre a parede da cripta e o dente, até se atingir a dimensão normal do ligamento periodontal. O osso alveolar aparece primeiro na vestibular dos germes dentários, depois na lingual e na basal, enquanto o germe dentário está na fase de sino. Nos germes dentários decíduos, o osso alveolar forma o teto da sua cripta óssea, enquanto nos germes dentários permanentes falta o osso alveolar na região superior do germe dentário, provavelmente devido à persistência de restos epiteliais (Gubernaculum Dentis). Por isso, nos bebés são encontrados poros chamados "foramen gubernaculare" ou canal lingual dos dentes decíduos erupcionados. Os germes dentários sucessivos encontram-se inicialmente dentro do compartimento ósseo do dente decíduo correspondente, e adquirem o seu próprio compartimento apenas depois de o dente decíduo começar a erupcionar. O osso alveolar propriamente dito e, possivelmente, uma parte do processo alveolar, devem ser considerados como as partes da mandíbula, inicialmente induzidas e formadas a partir do saco dentário propriamente dito.

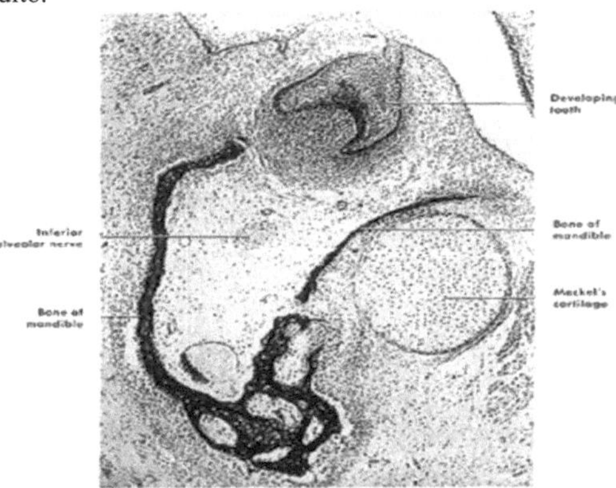

Capítulo 5

ESTRUTURA

Como resultado da adaptação funcional, podem distinguir-se duas partes do processo alveolar:

- Osso alveolar propriamente dito
- Osso alveolar de suporte

Osso alveolar propriamente dito

O osso alveolar propriamente dito, que forma a parede alveolar, tem uma espessura de 0,1 a 0,4 mm e tem o carácter de uma peneira com orifícios finos e está ligado às trabéculas da esponjosa. Os forames desta placa óssea são especialmente numerosos na região coronal e apical dos alvéolos. As aberturas correspondem aos canais de Volkmann. Também chamada placa cribriforme ou lâmina cribriforme.

Na radiografia, aparece como radiopaca - lâmina dura - porque as placas mesial e distal do osso alveolar propriamente dito ficam paralelas ao trajeto do feixe de raios X, produzindo assim um efeito de sobreposição. Tem o mesmo grau de mineralização que o osso circundante. A ausência da lâmina dura pode dever-se a factores técnicos como a exposição excessiva, a alteração da angulação do feixe, a técnica do cone longo, bem como a alterações patológicas.

O osso alveolar propriamente dito contém osteon e lamelas intersticiais, mas distingue-se pela presença de osso Bundle. O termo osso em feixe foi cunhado por Stein e Weinman (1925), que afirmaram que todo o osso alveolar propriamente dito ou, pelo menos, a superfície adjacente à PDL, pode consistir em várias camadas de osso paralelas à superfície da parede alveolar, que são penetradas por feixes de fibras de Sharpey, inseridas em ângulo quase reto em relação à superfície. O osso em feixe é especialmente abundante na área alveolar distal dos pré-molares e molares de indivíduos mais velhos e totalmente dentados.

O osso alveolar propriamente dito consiste em osso parcialmente lamelar e parcialmente feixe ósseo. O osso feixe é caracterizado pela escassez de fibrilas nas substâncias intercelulares. Além disso, essas fibrilas estão dispostas em ângulo reto em relação às fibras de Sharpey. O osso feixe contém menos fibrilas do que o osso lamelar e aparece escuro na coloração H/E de rotina e muito mais claro na coloração com prata do que o osso lamelar.

Osso alveolar de suporte

- Placa cortical
- Osso esponjoso.

O osso cortical é contínuo com a camada compacta da maxila e da mandíbula. É coberto pelo periósteo. O osso cortical é mais fino na maxila e existe mais osso esponjoso. É mais espesso na mandíbula, pelo que o osso esponjoso é menor na mandíbula

Na maxila, a placa cortical vestibular é perfurada por muitas aberturas, enquanto na mandíbula ela é densa. A placa cortical é fina na região anterior e espessa na região posterior. As placas corticais encontram-se com o osso alveolar propriamente dito no orifício dos alvéolos. Esta parte é denominada Crista Alveolar. A crista alveolar é mais ou menos paralela ao contorno da margem cervical do esmalte, 1 a 3 mm apicalmente a ela, com a maior distância observada nos indivíduos mais velhos.

A forma da crista alveolar, em condições normais, depende do contorno do esmalte dos dentes adjacentes, da posição relativa dos dentes adjacentes, do grau de erupção e da largura buco-lingual dos dentes.

Os septos interdentários são divisórias ósseas que separam os alvéolos adjacentes. Coronalmente, os septos são mais finos e aqui o osso alveolar propriamente dito está fundido e o osso esponjoso está frequentemente ausente. A forma dos septos interdentários segue o alinhamento da junção cemento-esmalte adjacente. Na parte posterior, os septos são planos. Quando os dentes estão muito próximos, os septos interdentários são extremamente estreitos e, em alguns casos, estão ausentes. É comumente observado entre a raiz distobucal do primeiro molar superior e a raiz mesiobucal do segundo molar. Os septos interdentários e interradiculares contêm o canal penetrante de Zuckerkandl e Hirschfeld, que abriga os vasos e nervos interdentários e interradiculares.

O osso esponjoso encontra-se entre a placa cortical e o osso alveolar propriamente dito e entre o osso alveolar propriamente dito dos dentes adjacentes e as raízes dos dentes multirradiculares. É constituído por uma rede de trabéculas delicadas, entre as quais se encontram os espaços medulares, preenchidos maioritariamente por medula gorda. Na região da tuberosidade maxilar e do ângulo da mandíbula e do processo condilar, pode ser encontrada medula vermelha eritropoiética, mesmo num adulto. O processo alveolar da maxila contém mais osso esponjoso do que o da mandíbula.

Radiograficamente, a espongiosa pode ser dividida em duas :

- Tipo I :- As trabéculas estão dispostas regular e horizontalmente em forma de escada. Mais comum na mandíbula.
- Tipo II:- Apresenta disposição irregular de numerosas trabéculas delicadas. Comum na maxila.

As trabéculas variam em tamanho e forma. Por conseguinte, podem ser classificadas em: - Trabéculas grosseiras, médias e finas.

As trabéculas estão dispostas preferencialmente ao longo de trajectórias. As trajectórias representam planos ou linhas de tensão, ao longo dos quais as forças que actuam no corpo da mandíbula são captadas e conduzidas. As tensões aplicadas aos dentes são transmitidas ao osso alveolar através do ligamento periodontal e formam aqui o osso da mandíbula e, a partir daí, o crânio. As forças são transmitidas ao longo de três sistemas de contrafortes: anterior, médio e posterior.
A placa cortical está espessada e o tecido esponjoso está bem desenvolvido nestas áreas.
Para além dos contrafortes, o osso cortical da maxila nunca apresenta espessura.

FORNECIMENTO VASCULAR, LINFÁTICO E NERVOSO

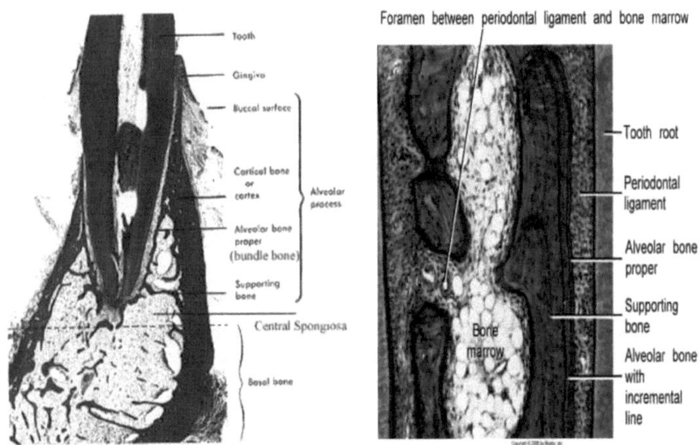

O osso alveolar propriamente dito é perfurado por numerosos canais contendo vasos sanguíneos e linfáticos e nervos, que ligam o ligamento periodontal e a porção esponjosa do osso alveolar.

O fornecimento de sangue ao osso alveolar provém de ramos da artéria alveolar. Os vasos periosteais correm sobre as placas corticais do osso e contribuem para a circulação que fornece a gengiva e o ligamento periodontal. O principal suprimento vem dos vasos alveolares que passam para o centro dos septos alveolares, enviando ramos lateralmente a partir dos espaços medulares, e por meio de canais através da placa cribriforme para o ligamento periodontal. Os vasos interdentários passam para cima para irrigar o septo e a papila interdentária. No ligamento periodontal, os vasos geralmente seguem um curso longitudinal com ramos ascendentes e descendentes.

Os ramos do nervo alveolar superior anterior, médio e posterior inervam o osso alveolar da maxila, enquanto a mandíbula é inervada pelos ramos do nervo alveolar inferior.

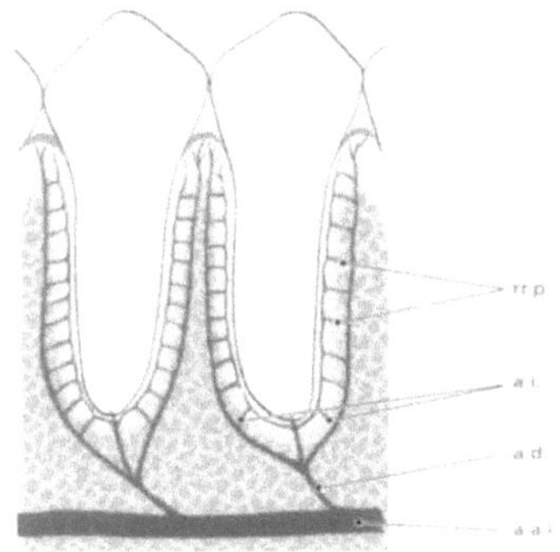

Relação entre os dentes e o osso alveolar:

A evolução complicou a relação entre os dentes e os maxilares. Nos mamíferos, um tecido complexo, o ligamento periodontal, une os dois órgãos. Este facto levou à diferenciação de estruturas especializadas nas interfaces do ligamento periodontal com a raiz (o cemento) e a mandíbula (a parede alveolar ou o osso alveolar propriamente dito), nas quais os feixes de fibras do ligamento periodontal são ancorados. Uma vez inseridas, estas fibras são designadas por fibras de Sharpey.

Após o período de erupção, a relação entre os dentes e suas estruturas de suporte permanece dinâmica, pois os primeiros migram espontaneamente dentro do processo alveolar. Isto implica mecanismos de adaptação que preservam a ancoragem ao osso e a integridade do ligamento periodontal, que é uma fonte de células progenitoras que renovam os tecidos.

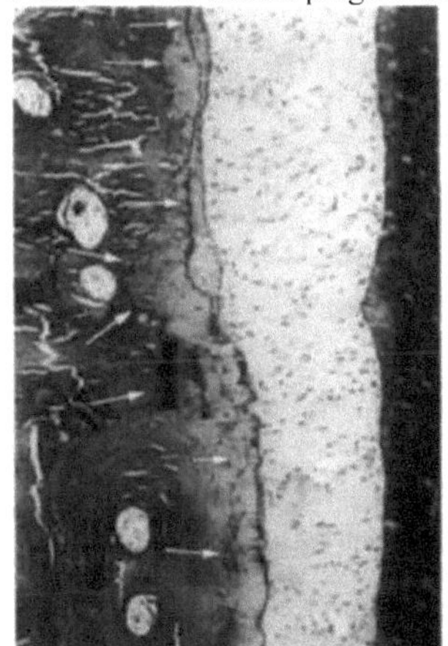

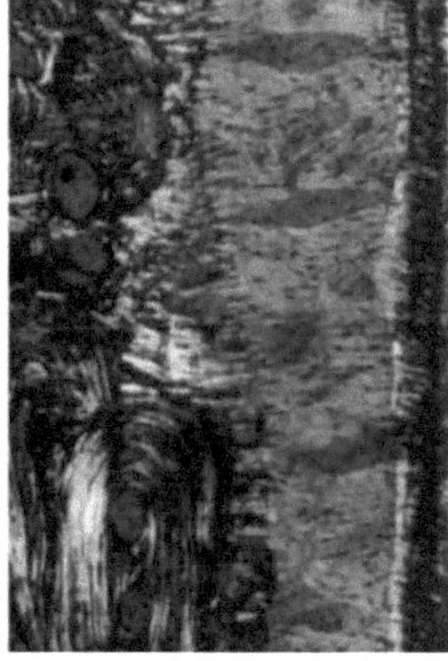

REFERÊNCIAS

Williams P, Bannister LH, Berry MM, Collins P, Dyson M, Dussek JE et al: Gray's Anatomy. 38th edition. Nova Iorque. Churchill Livingstone. 1995.

Tortora , Derrickson .Principles of Anatomy and Physiology.9th ed .Wiley & Sons.

Johnson DR. Introdução à Anatomia: Faculdade de Ciências Biológicas, Universidade de Leeds Disponível em : URL:http://www.leeds.ac.uk/chh/lectures//anatomy3.html.

A base do osso na saúde e na doença Disponível em : URL: http://www.surgeongeneral.gov/libraray/bonehealth/html.

Poddar S, Bhagat A. Handbook Of Osteology.11th ed New Delhi: Saunders;2002.

Yang YJ.Histology of Bone 2002 Availablefrom:URL: http://www.emedicine.com/orthoped/topic403.html.

Ten Cate AR. Development, Structure and Function . 6th ed .Mosby Inc ;2003.

Walter LD. Oral histology Cell Structure and Function. W B Saunders; agosto de 1986.

Berkovitz BKB ,Holland GR, Moxham BJ Oral anatomy, histology and embryology 3rd edition.Mosby;2002.

Katagiri T. Mecanismos de regulação dos osteoblastos e osteoclastos Oral Dis (2002) ;8:147-159.

Marks SC. A origem dos osteoelastos: J Oral Pathol 1983;12: 226-256.

Histologia Azul - Tecidos Esqueléticos - Osso, Escola de Anatomia e Biologia Humana. Universidade da Austrália Ocidental. Disponível em:URL: http://www.lab.anhb.uwa.edu.au/mbl40/corepages/bone/bone.html.

Mosekilde L. Dinâmica óssea: School of Anatomy and Human Biology - The University of Western Australia.Disponível em: URL:http://www.lab.anhb.uwa.edu.au/mbl40/bonedynamics.html.

Bhalaji SI.Orthodontics - The Art and science 3rd ed New Delhi:Arya (Medi) Publishing House.

Thomas G, Vanarsdall R. Orthodontic :current principles and technique. 4th ed, St Louis: Mosby; 2005.

Price JS, Oyajobi BO. The cell biology of bone growth. Disponível em: URL: http://www.unu.edu./Unupress/food2/UID/06E/uid06e0u.html.

CarlTB.Epiphysealboneformation.Availablefrom:URL:http://cal.upenn.edu./pr ojects/s aortho/chapter_02/02mast.html.

Price JS. Regulation of growth plate chondrocytes and bone cells. Disponível em: URL: http://www.unu.edu./Unupress/food2/UID/06E/uid06e0u.html.

Christopher LB. Fisiologia oral aplicada. 2a ed., John Wright; setembro de 1988.

Baker C. The Essentials of Calcium, Magnesium and Phosphate Metabolism (Os Fundamentos do Metabolismo do Cálcio, Magnésio e Fosfato). Crit Care Resus 2002; 4: 301-306.

Harvey Z. Uma revisão do metabolismo normal do cálcio e do fósforo. Canad. M. A. J 1956; 74(1):912-21.

Sadler TW. Langmans medical embryology. 9a edição. Lippincott Williams & Wilkins; 2003.

SperberH. Craniofacial embryology.4th edition, London: Wright Sydney Butterworths;1989.

Enlow. Essentials of Growth .2nd ed. W B Saunders: 1996.

Bhaskar SN. Oral Histology and embryology 4th ed. Mosby.

Avery JK. Essentials of Oral Histology.3rd ed, St. Louis: Mosby; 2000.

Newmann MG, Takei H, Carranza FA. Periodontologia Clínica de Glickmann. 9th ed. Saunders; 2001. Jaro S. Molecular and cellular biology of alveolar bone (Biologia molecular e celular do osso alveolar): Periodontol 2000 2000;22:299-126.

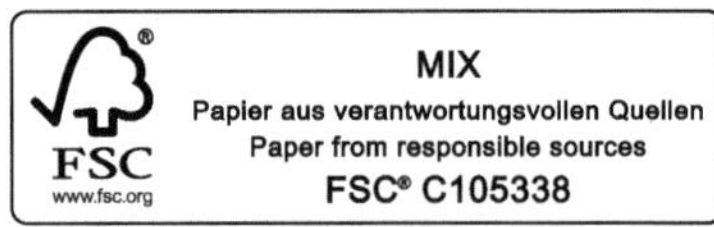

Printed by Books on Demand GmbH, Norderstedt / Germany